Recrea Books
レクリエブックス

脳トレ・介護予防に役立つ

美しいぬり絵

童謡・唱歌編

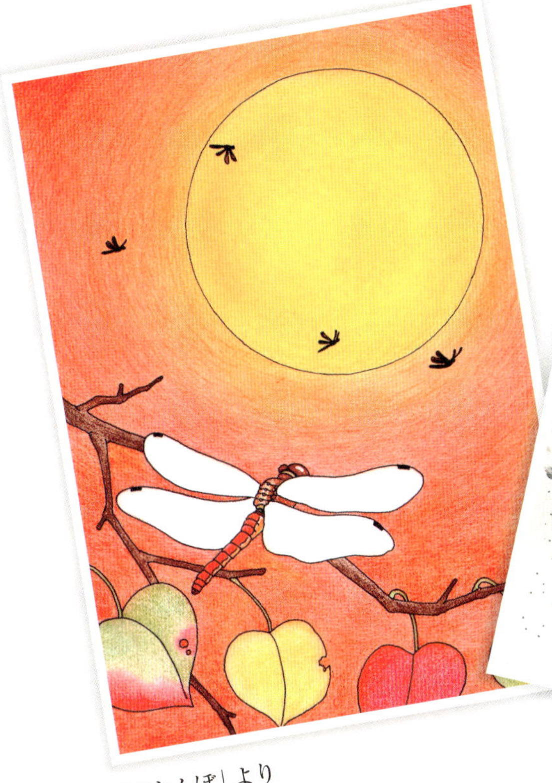

「赤とんぼ」より

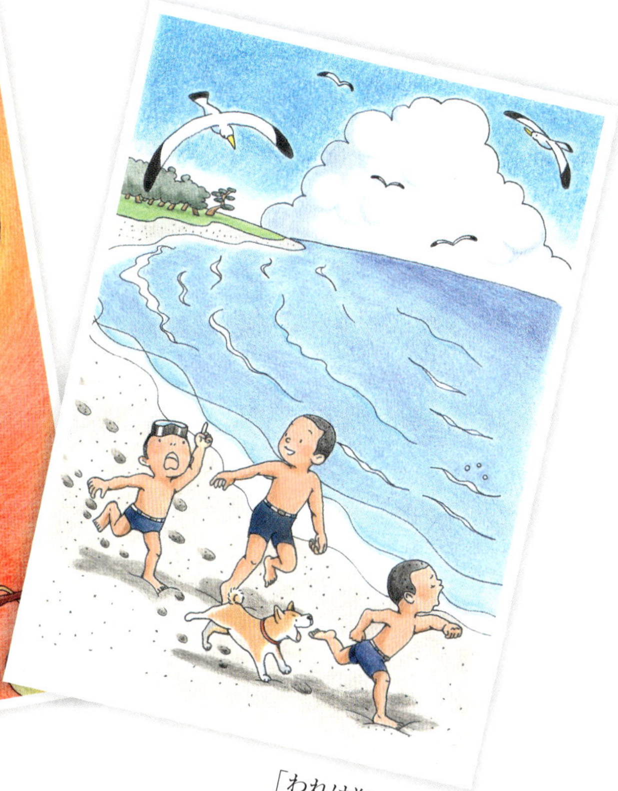

「われは海の子」より

世界文化社

脳を鍛えるのに効果的な ぬり絵と童謡・唱歌

脳は年齢とともに衰えるのが当たり前、そう思ってあきらめていませんか？ 実は、脳はいくつになっても成長し続けることが脳科学で実証されています。 脳神経科学と応用健康科学に詳しい篠原菊紀先生にお話を伺いました。

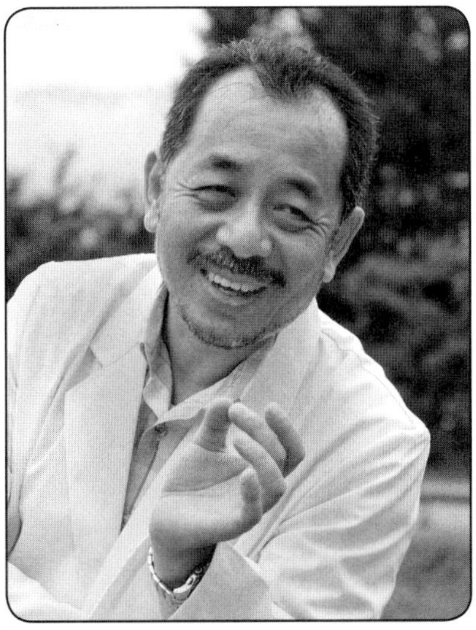

篠原菊紀 教授
公立諏訪東京理科大学（応用健康科学・脳科学）
東京大学、同大学院博士課程（健康教育学）等を経て、現在、公立諏訪東京理科大学教授。テレビや雑誌、NPO活動などを通じ、脳科学と健康科学の社会応用を呼びかけている。

脳の衰えを防ぎ、成長を促すために日常生活でできること

最近どうも物忘れが激しくて…、そんなストレスを「もう年だから…」というひとことで片付けていませんか？ 年をとると記憶力や判断力がニブくなるのは事実です。つまり、人の名前をすぐ思い出したりというような、記憶力を含む流動性知能は残念ながら衰えていきます。

その一方で、以前覚えたことを「覚えたことがある」と再認する力は、若い頃と比べてもあまり衰えることはありません。脳科学では、知恵、知識、経験といった脳にとってたいへん重要な結晶性知能《クリスタル・インテリジェンス》は、加齢とともに成長を続け、死ぬまで成長すると考えられています。認知症の方でも伸びているのです。何かのきっかけや少しのヒントで以前の記憶が呼び覚まされて大いに語ったり、以前訪れた場所に案内なく行き着くことができたというようなことは、どなたでも経験があるでしょう。

衰える記憶力もあれば、衰えない記憶力もある。つまり、日常生活を豊かにしていくために、脳の衰えを防ぐのはもちろんですが、成長を促すこともまた、とても重要なことなのです。

加齢とともに、脳の働きは衰える側面があります。しかし、衰えを防ぎ、むしろ成長して若々しい日常を送っている人もいるのです。そのためにはどうすればよいのでしょうか。脳を元気にするために、日常生活で心がけるべき4つの方法があると考えられています。

では、その4つの方法について見てみましょう。

脳を元気にする方法❶ 身体をしっかり動かす

その一つめが身体をしっかり動かすことです。歩くことは体力づくりに最適ですが、それだけでなく、脳にも好影響を与えます。身体にある程度以上の負荷をかけながら、一定の時間継続して運動を行います。身体に心地よい疲れを感じる程度の運動を30～40分程度続けることで、脳を元気にすることができます。これは、ジョギングやウォーキングを行う以外にも、室内で筋トレをしたり、掃除などの家事労働のように、軽いものでもかまいません。

また、一見無関係に見えますが、生活習慣病の予防や治療を行うことも、脳の働きの低下の予防に役立つとされています。高血圧や高脂血症、高血糖を指摘されている人なら、処方された薬を飲むとか、医師に指示された生活改善を行うことで、脳を元気に保つことにもつながることが明らかになっています。

脳を元気にする方法❷ 地中海式の食事をとる

二つめは、ダイエットにもよいといわれる地中海式の食事（地中海料理、地中海式レシピ）です。アルツハイマー病予防にも効果があるといわれるように、脳を元気にしてくれます。地中海料理とは、魚介、鶏肉が主なタンパク源で、オリーブ油、ナッツ類、野菜、果物をふんだんに使い、ヨーグルトやナチュラル チーズも豊富に使います。生活習慣病治療の食生活改善法としても注目を集めています。

脳を元気にする方法❸ 人との関わりに参加する

人との関わりとは、コミュニケーションや社会参加のことです。40代の男性が離婚や死別などで単身になると、認知機能の低下のリスクが3倍になるとの研究結果もあり、孤立とコミュニケーション不足は脳の働きを弱めることがわかっています。

社会参加とは、仕事だけでなく、ボランティアやサークル活動に参加することも含まれます。

脳を元気にする方法❹ ぬり絵やパズルで頭を使う

脳を元気にする方法の最後は、やはり頭をしっかり使うことです。高齢者を対象にした調査では、アルツハイマーの原因と考えられているアミロイドベータというタンパク質の蓄積量が、日常的に頭をしっかり使っている人では、若者とほぼ変わらず、一方、あまり頭を使っていない人ではアルツハイマーの患者とほぼ同程度の蓄積があったという結果が出ています。ぬり絵に取り組めば、頭をしっかり使うことになります。

パズルが前頭葉や側頭葉を鍛えることは知られていますが、ぬり絵も形や色などの識別をつかさどる後頭葉を活性化させます。

例えば、細かい線をなぞったり、見本を見ながらぬったりするだけで、注意力は鍛えられます。その注意力と身体のコントロールの連絡が衰えることでおこる加齢性不器用という現象を防ぐことができますし、重要なのは、身体のコントロールをつかさどる線条体と小脳、そして運動野や前頭葉などに広がる脳の系統を鍛えられることです。最新の研究では、やる気の中核が線条体にあることがわかっています。ですから、脳のこの部分を鍛えることは、能力を高めるだけでなく、意欲をかき立てることにもつながってくるのです。

知的活動の中心である前頭葉の、記憶や情報を一時的に蓄えて出力するワーキングメモリーという機能が、ぬり絵に取り組んでいるときによく動いているという計測結果があります。つまり、意識せずにできる脳のトレーニングとして、ぬり絵はとても効果が期待できるということです。

脳に残っている過去記憶にはポジティブな情報が付随しています。童謡・唱歌の世界にぬり絵から入っていくことで、幼少の頃の楽しい記憶がよみがえってきます。

頭をしっかり使うこと、そしてそれを続けることもまた大切で、脳への好影響を促します。

“脳の構造”

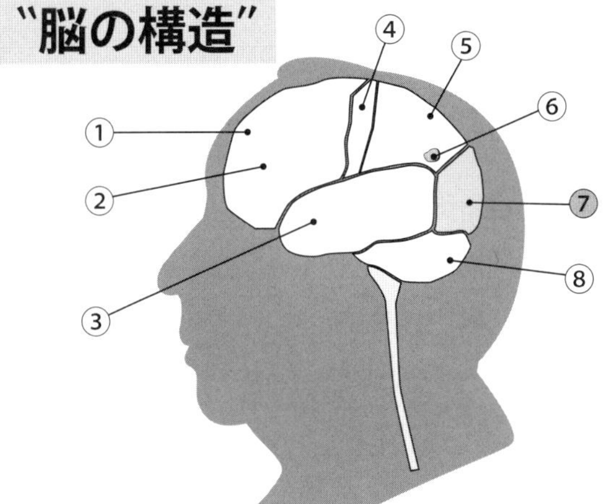

①前頭葉
思考、運動、言語を発する

②前頭前野

③側頭葉
聴覚、認識、意味・言葉を聞き分ける

④体性感覚野

⑤頭頂葉
手足などの知覚、動きの知覚

⑥角回

⑦後頭葉
視覚、イメージを働かせる

後頭葉の主な働き
色・形を把握する
耳で聞いた情報を取り込む
字を読む
動きをとらえる
方向・奥行きを感じ取る

⑧小脳
運動調節、言語や思考などの知的な処理においても大きな働きをする

本書の特徴

ただ絵をぬるだけでなく、童謡・唱歌の世界を楽しみながら、
また脳を活性化させながらぬってみましょう。
そのためのさまざまな工夫をしました。

1

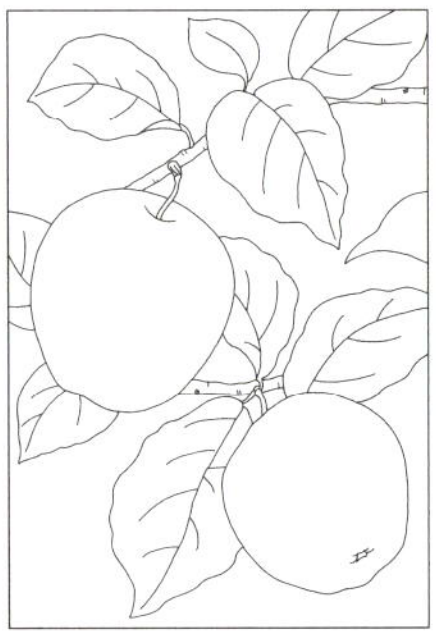

ぬり絵の絵

- 好きな絵柄を選んで、ぬってみてください。
- 簡単な絵柄から細密な絵柄まで順番に並んでいるので、最初から順にぬってもいいでしょう。
- コピーして使うと何回でも楽しめます。仕上がった日の日付や名前を書いておくと記念になります。

2

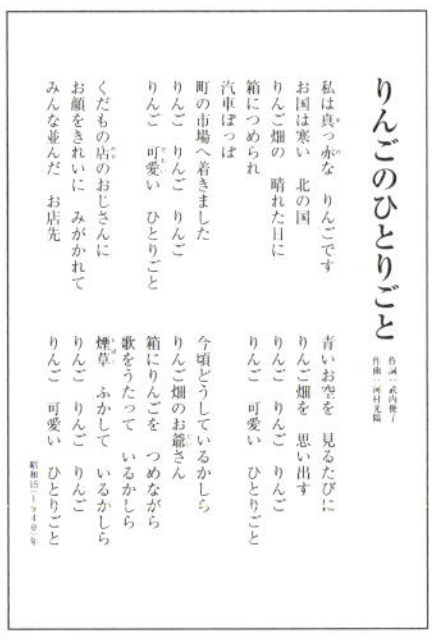

りんごのひとりごと

作詞：武内俊子
作曲：河村光陽

私は真っ赤な　りんごです
お国は寒い　北の国
りんご畑の　晴れた日に
箱につめられ
汽車ぽっぽ
町の市場へ着きました
りんご　りんご　りんご
りんご　可愛い　ひとりごと

くだもの店のおじさんに
お顔をきれいに　みがかれて
みんな並んだ　お店先

青いお空を　見るたびに
りんご畑を　思い出す
りんご　りんご　りんご
りんご　可愛い　ひとりごと

今頃どうしているかしら
りんご畑のお爺さん
箱にりんごを　つめながら
歌をうたって　いるかしら
煙草　ふかして　いるかしら
りんご　りんご　りんご
りんご　可愛い　ひとりごと

昭和15（1940）年

童謡・唱歌の歌詞

- 読みやすいように、歌詞を大きな字で示しました。
- 歌ができた時期を記載しました。作詞・作曲者の情報は巻末をご覧ください。

※ 原曲に準拠しましたが、かなづかいを改め、現在歌われている歌詞に沿って調整しています。

※ 作詞・作曲者名は、現在、公式に発表されている記録などにもとづいています。

3

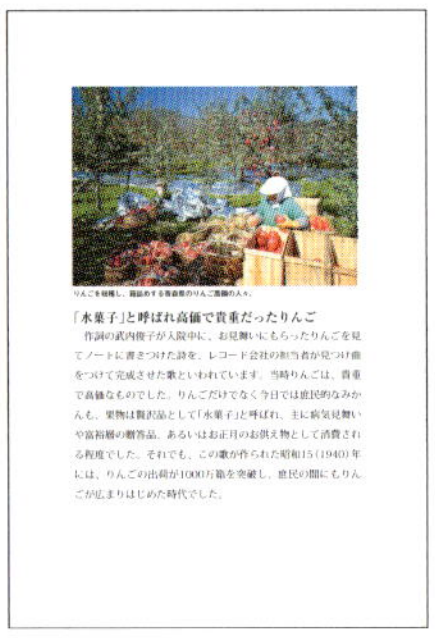

「水菓子」と呼ばれ高価で貴重だったりんご

作詞の武内俊子が入院中に、お見舞いにもらったりんごを見てノートに書きつけた詩を、レコード会社の担当者が見つけ曲をつけて完成させた歌といわれています。当時りんごは、貴重で高価なものでした。りんごだけでなく今日では庶民的なみかんも、果物は贅沢品として「水菓子」と呼ばれ、主に病気見舞いや富裕層の贈答品、あるいはお正月のお供え物として消費される程度でした。それでも、この歌が作られた昭和15（1940）年には、りんごの出荷が1000万箱を突破し、庶民の間にもりんごが広まりはじめた時代でした。

歌にまつわる写真とエピソード

- なつかしい童謡・唱歌の世界をより深く味わえるよう、歌の成り立ちの解説や誕生秘話、写真を載せました。

4

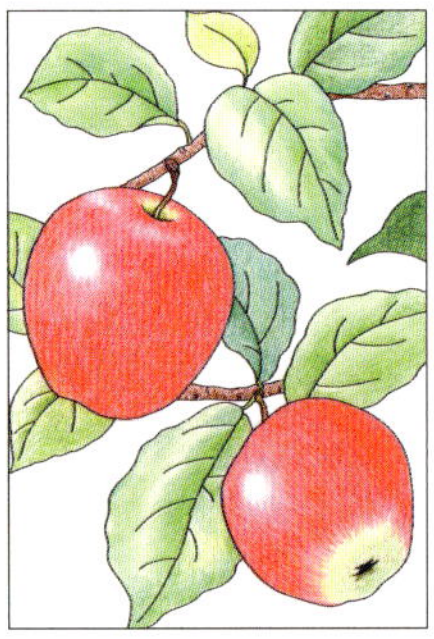

ぬり絵の彩色見本

- 見本を見て同じようにぬる作業は、同時に細部に注意を注ぐため、脳がより活性化するといわれています。見本を見ながらぬってみましょう。もちろん、好きな色でぬってもかまいません。
- 手軽で細かく描けるので、ぬり絵には色鉛筆がおすすめです。見本では24色の色鉛筆を使用しています。いろいろなぬり方をお楽しみください。

目次

りんごのひとりごと

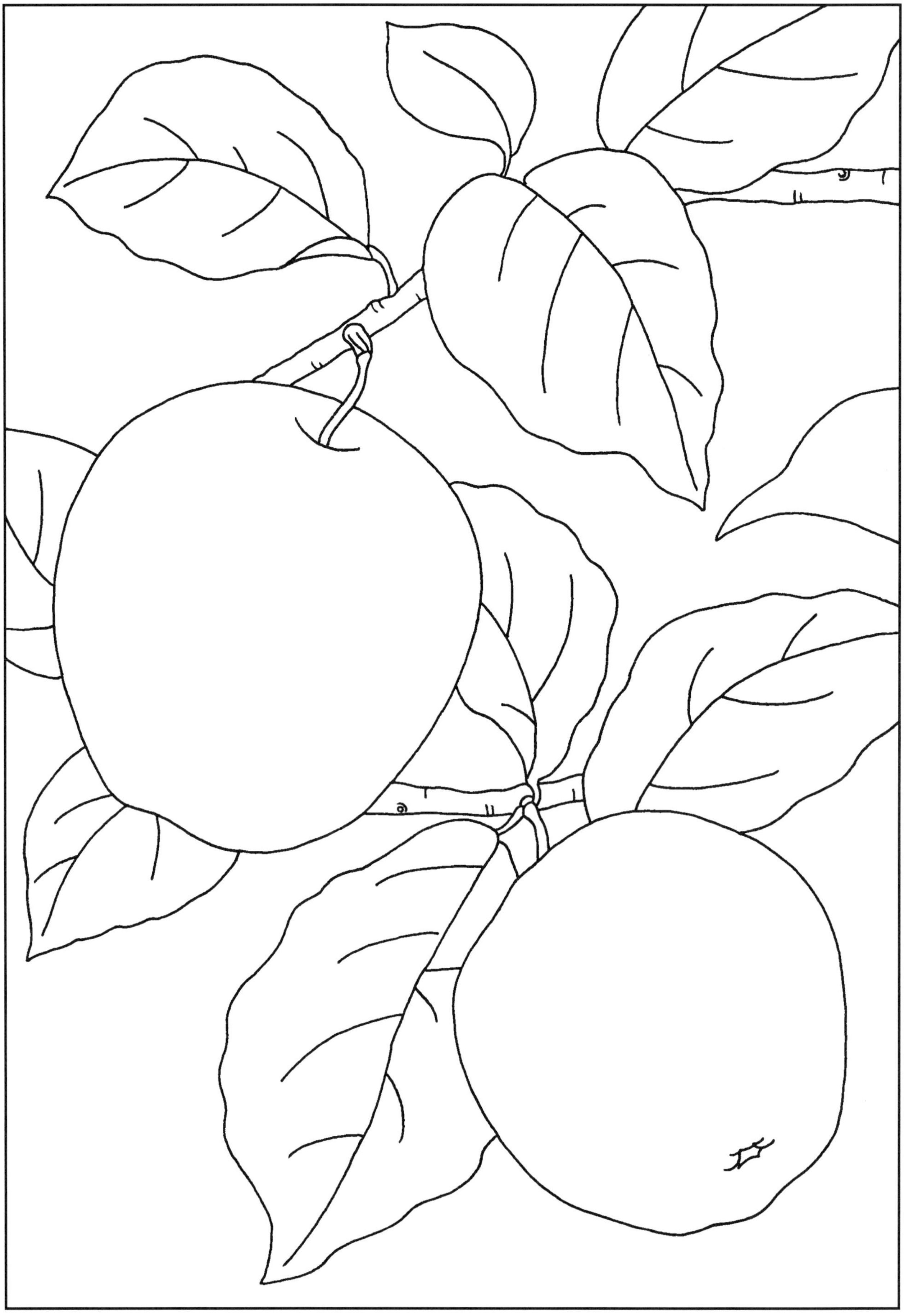

年　月　日　名前

りんごのひとりごと

作詞：武内俊子
作曲：河村光陽

私は真《ま》っ赤《か》な　りんごです
お国は寒い　北の国
りんご畑の　晴れた日に
箱につめられ
汽車ぽっぽ
町の市場へ着きました
りんご　りんご　りんご
りんご　可愛《かわい》い　ひとりごと

くだもの店《みせ》のおじさんに
お顔をきれいに　みがかれて
みんな並んだ　お店先

青いお空を　見るたびに
りんご畑を　思い出す
りんご　りんご　りんご
りんご　可愛い　ひとりごと

今頃どうしているかしら
りんご畑のお爺《じい》さん
箱にりんごを　つめながら
歌をうたって　いるかしら
煙草《たばこ》　ふかして　いるかしら
りんご　りんご　りんご
りんご　可愛い　ひとりごと

昭和15（1940）年

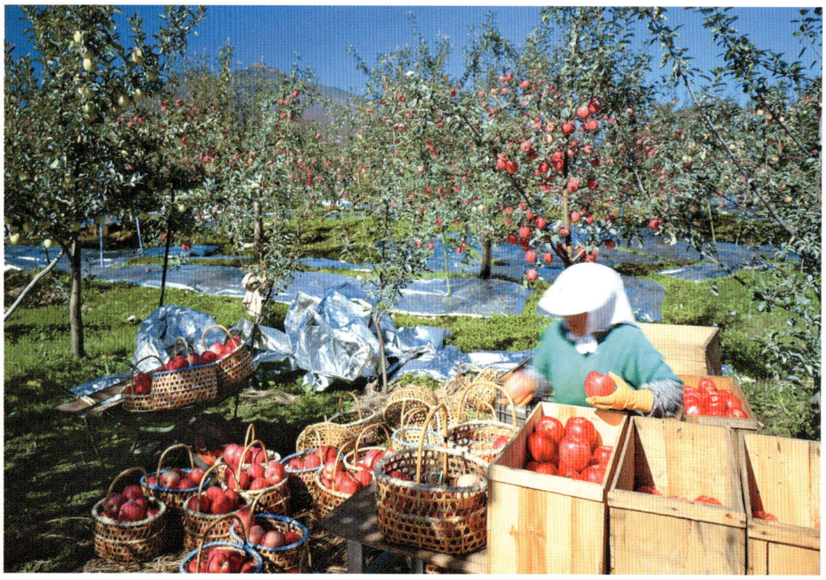
りんごを収穫し、箱詰めする青森県のりんご農園の人々。

「水菓子」と呼ばれ貴重で高価だったりんご

作詞の武内俊子が入院中に、お見舞いにもらったりんごを見てノートに書きつけた詩を、レコード会社の担当者が見つけ曲をつけて完成させた歌といわれています。当時りんごは、貴重で高価なものでした。りんごだけでなく今日では庶民的なみかんも、果物は贅沢品として「水菓子」と呼ばれ、主に病気見舞いや富裕層の贈答品、あるいはお正月のお供え物として消費される程度でした。それでも、この歌が作られた昭和15(1940)年には、りんごの出荷が1000万箱を突破し、庶民の間にもりんごが広まりはじめた時代でした。

りんごのひとりごと

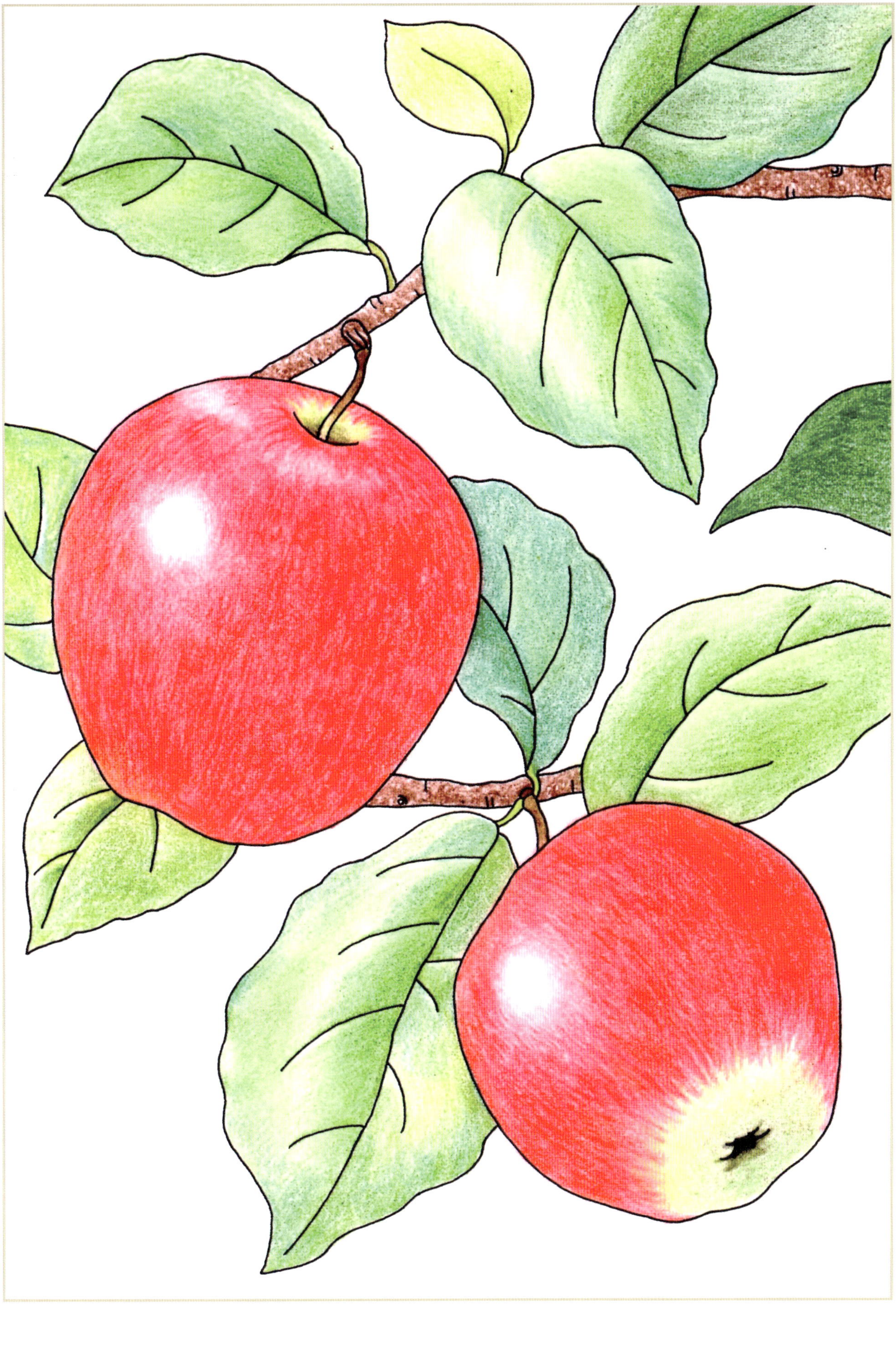

うさぎ

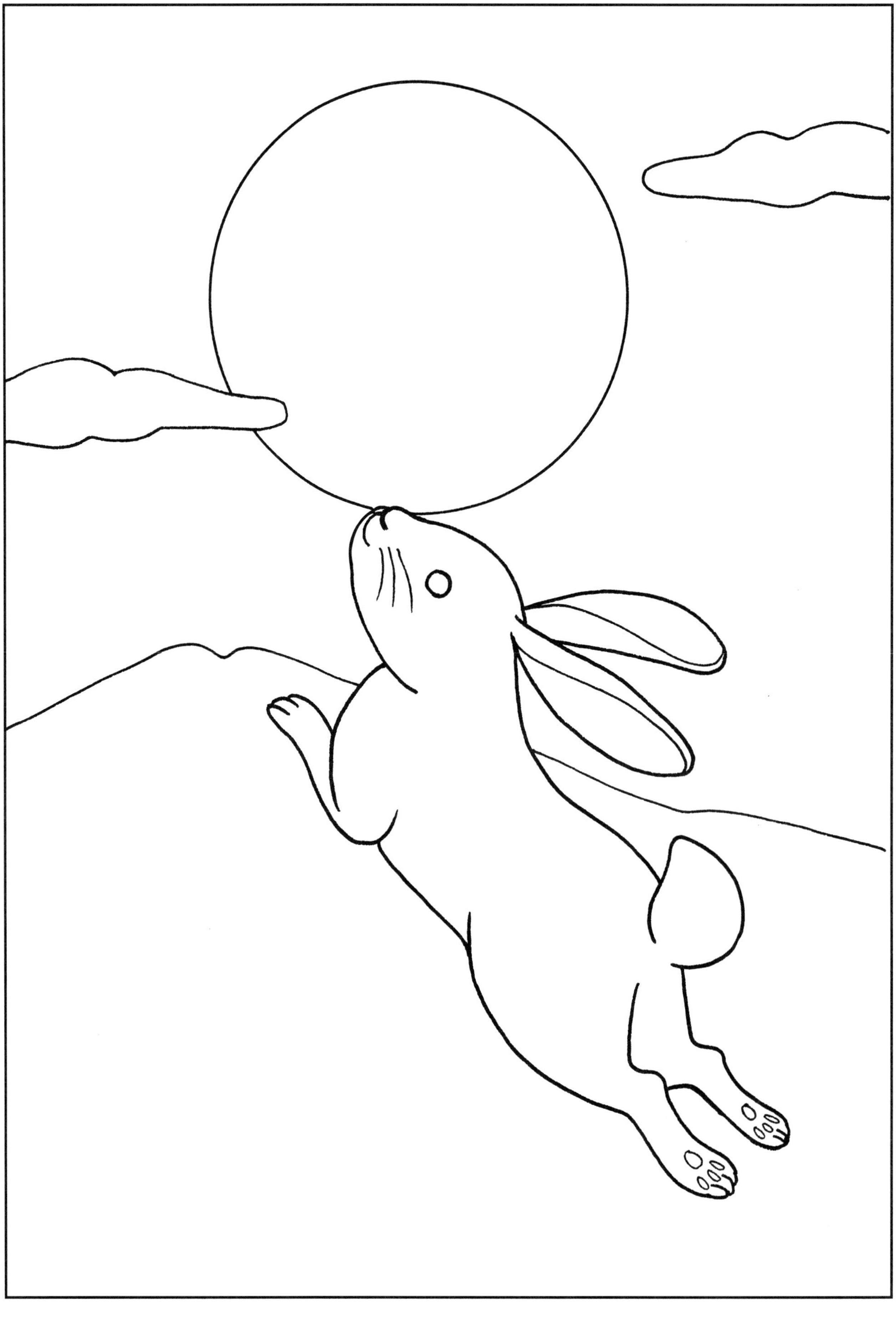

年　月　日　名前

うさぎ

作詞：不詳
作曲：不詳

うさぎ　うさぎ
なにみてはねる
じゅうごやおつきさま
みてはねる

発表年不詳

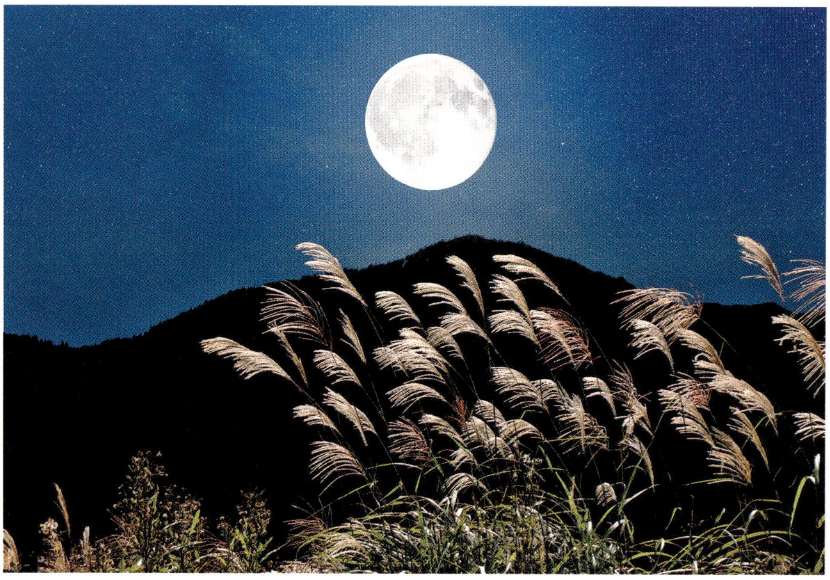

滋賀県で撮影された中秋の名月。

月にうさぎがいるという伝説

十五夜《じゅうごや》の満月を見て跳ねるうさぎを歌った、作詞・作曲とも不明のわらべうたです。満月の夜には、月の表面に、杵《きね》を持って餅をつくうさぎの対の姿が見えるとされてきました。旧暦の8月15日の「十五夜」で最も月が美しいとされる「中秋《ちゅうしゅう》の名月」には、月見団子とススキを飾ってお月見をする習わしが受け継がれました。うさぎをまねてぴょんぴょんと跳ねながらこの『うさぎ』の歌を歌った経験がある人もいるのではないでしょうか。うさぎと月の関係は、インドの仏教説話のなかにある、衰弱した老人に自ら火に飛び込んで自分の身を焼いて食べさせ、その献身に感心した帝釈天がそのうさぎを月に昇らせたというエピソードに由来するともいわれています。

うさぎ

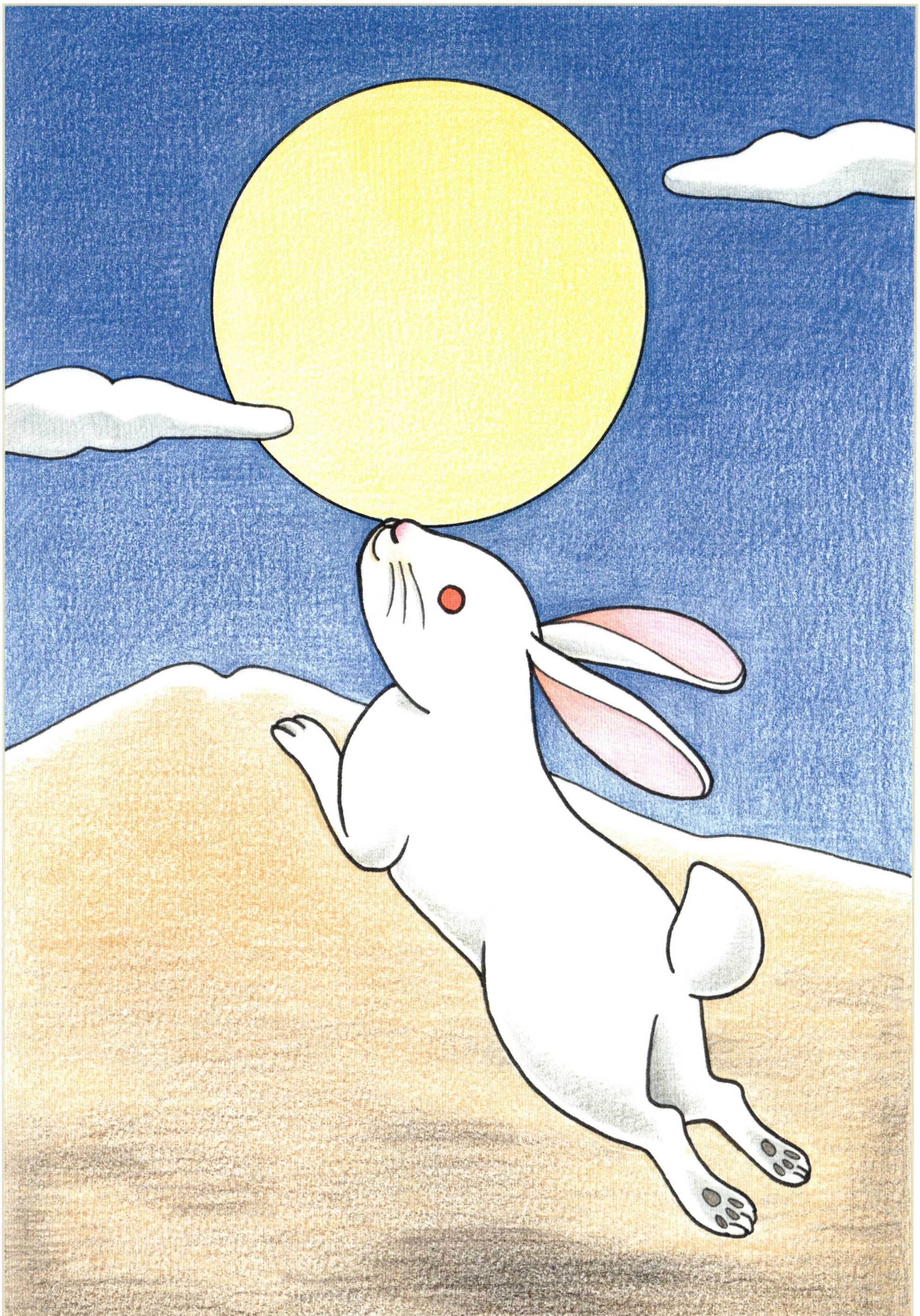

ふじの山

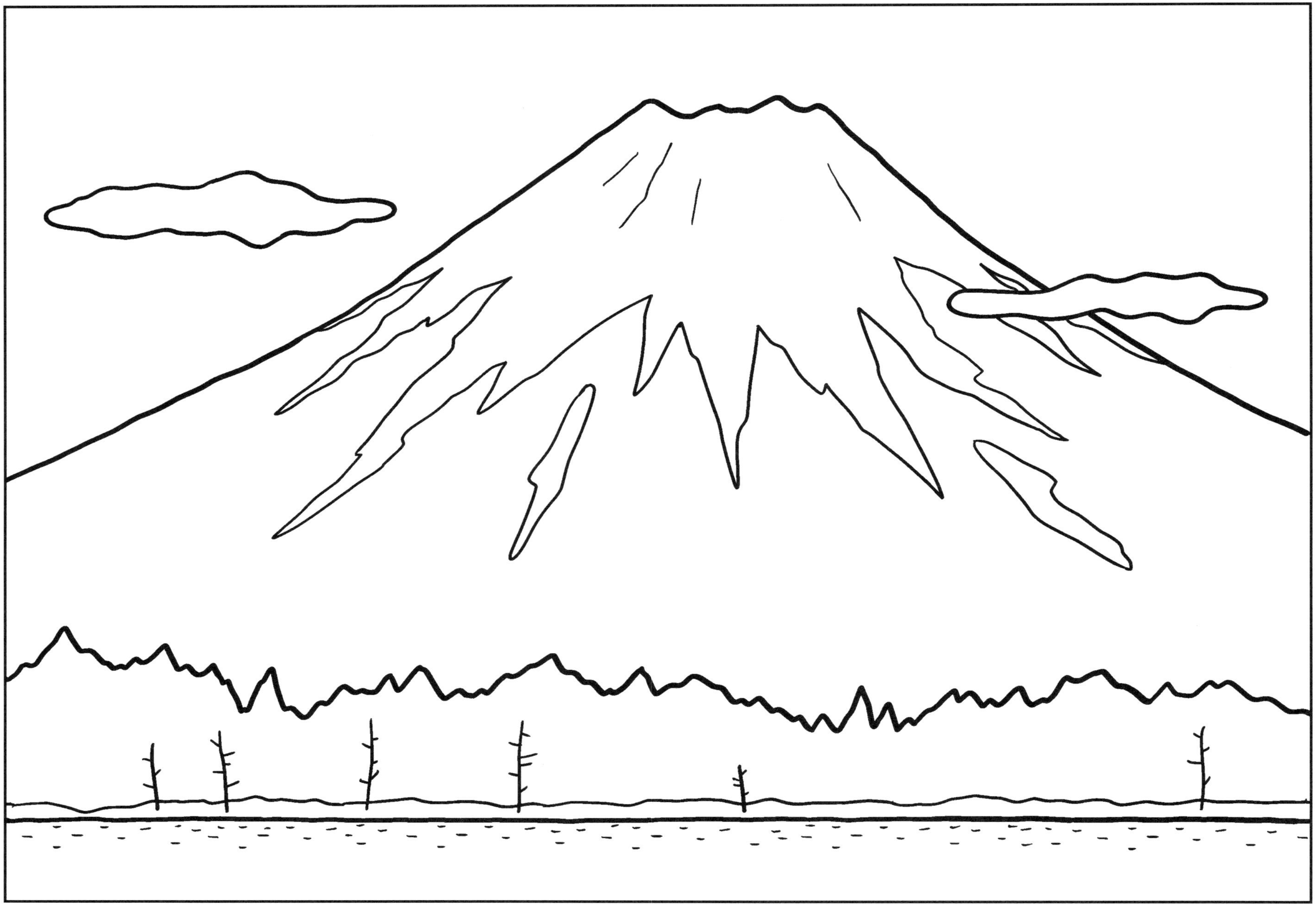

年　月　日　名前

ふじの山

作詞：巌谷小波
作曲：不詳

あたまを雲の　上に出し
四方《しほう》の山を　見おろして
かみなりさまを　下に聞く
富士は日本一の山

青空高く　そびえ立ち
からだに雪の　着物着て
霞《かすみ》のすそを　遠く曳《ひ》く
富士は日本一の山

明治43（1910）年

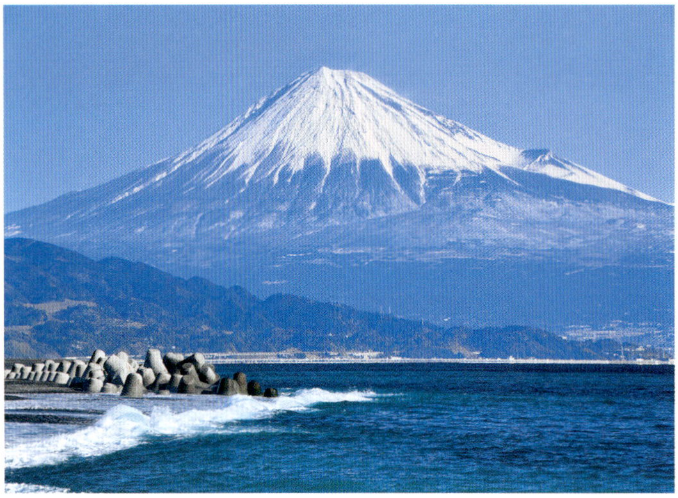

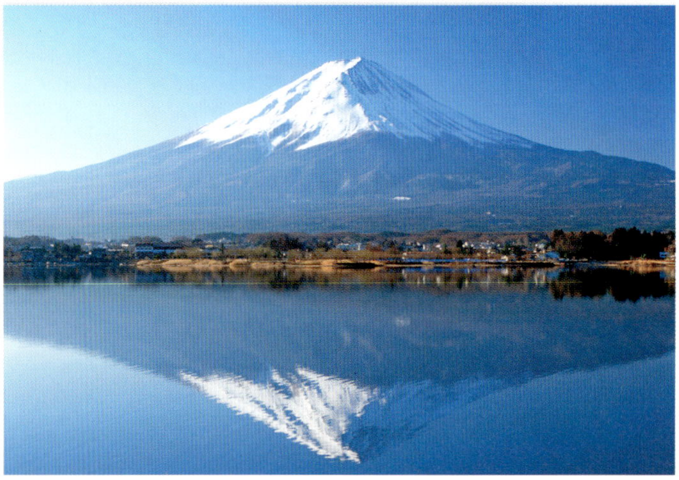

静岡県側の三保海岸から見た富士山（上）と、山梨県側の河口湖に映る逆さ富士（下）。

どこから見ても美しい日本を象徴する山

富士山を見るとき、静岡県側からは茶畑や駿河湾の向こうにそびえ立つ景色が、山梨県側からは富士五湖に映る逆さ富士が有名です。俗に表富士・裏富士と呼ばれ、駿河と甲斐の昔から、どちらが表で裏なのか論争にもなってきました。とはいえ、富士山は、美しさも高さもまさに日本一。我が国の象徴で、両県だけのものではないのはいうまでもありません。ちなみに、富士山が見える最遠地は、和歌山県の色川富士見峠（小麦峠改め・富士山から322.9㎞）、最北遠(*)は福島県の麓《は》山《やま》（羽山）（富士山から298㎞）といわれています。

*『「富士見」の謎　一番遠くから富士山が見えるのはどこか』田代 博（祥伝社新書／2011年）より

ふじの山

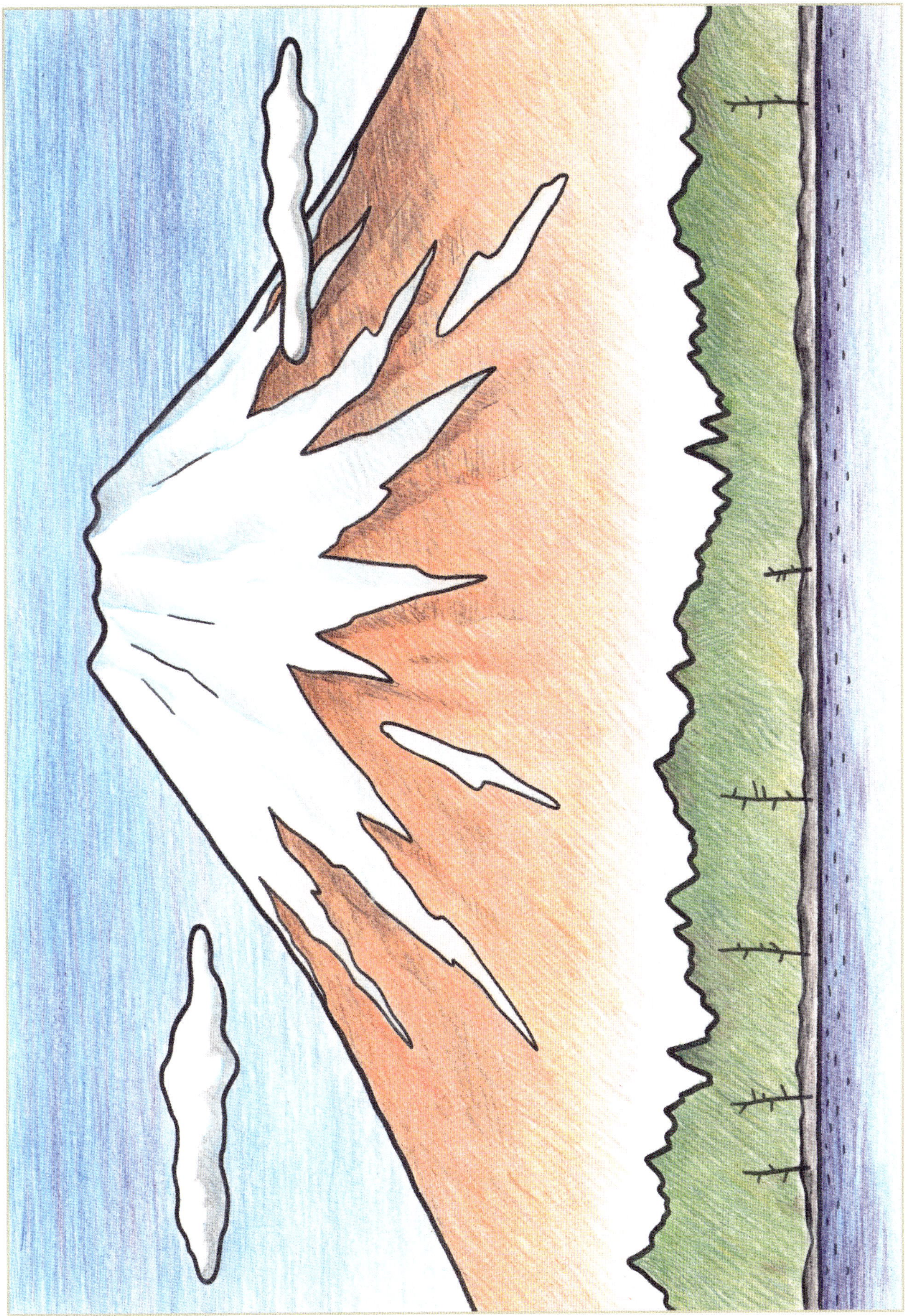

赤とんぼ

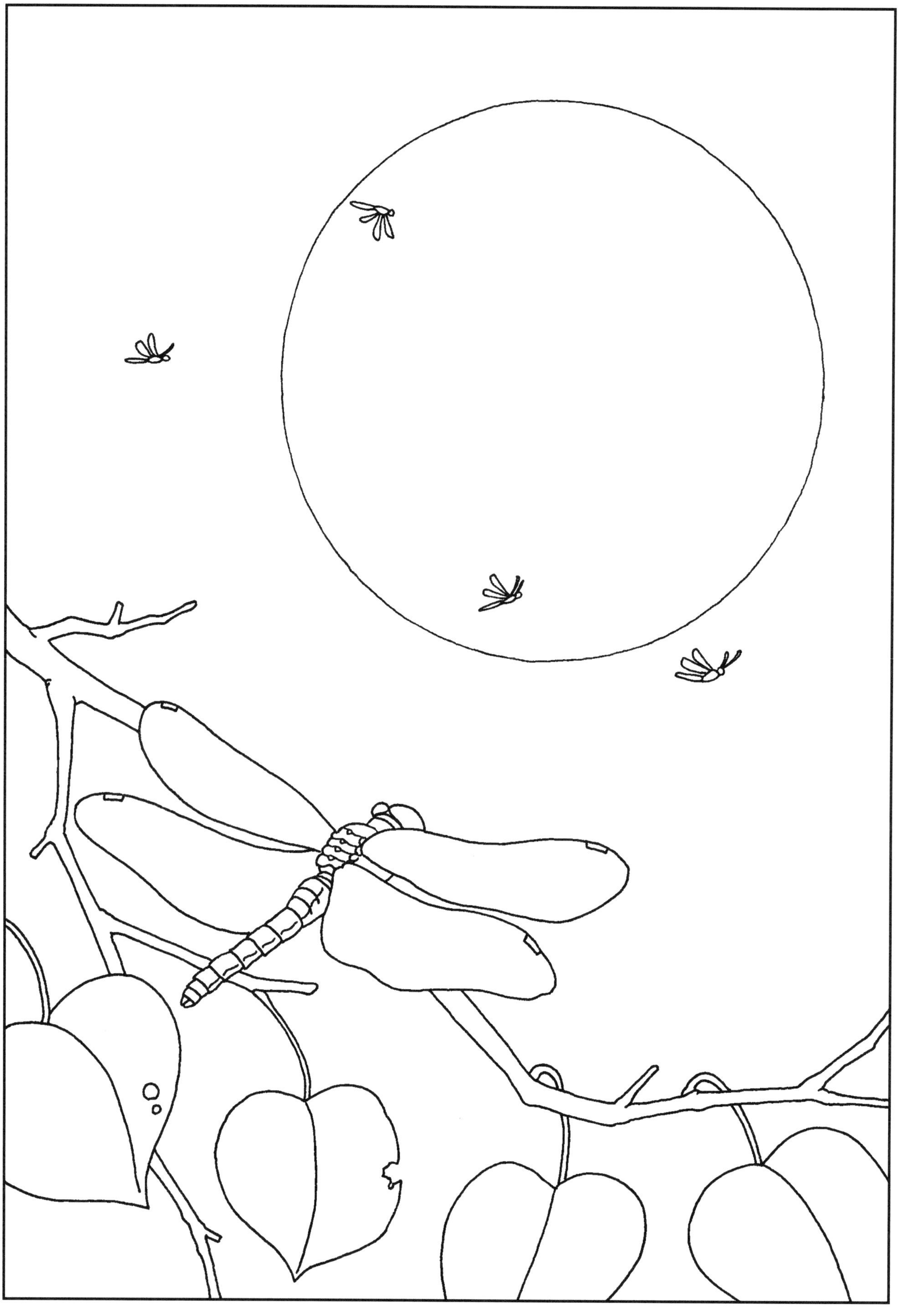

年　月　日　名前

赤とんぼ

作詞：三木露風
作曲：山田耕筰

夕焼け小焼けの　赤とんぼ
負われて見たのは　いつの日か

山の畑の　桑《くわ》の実を
小籠《こかご》に摘《つ》んだは　まぼろしか

十五で姐《ねえ》やは　嫁《よめ》に行き
お里のたよりも　絶えはてた

夕焼け小焼けの　赤とんぼ
とまっているよ　竿《さお》の先

昭和２（１９２７）年

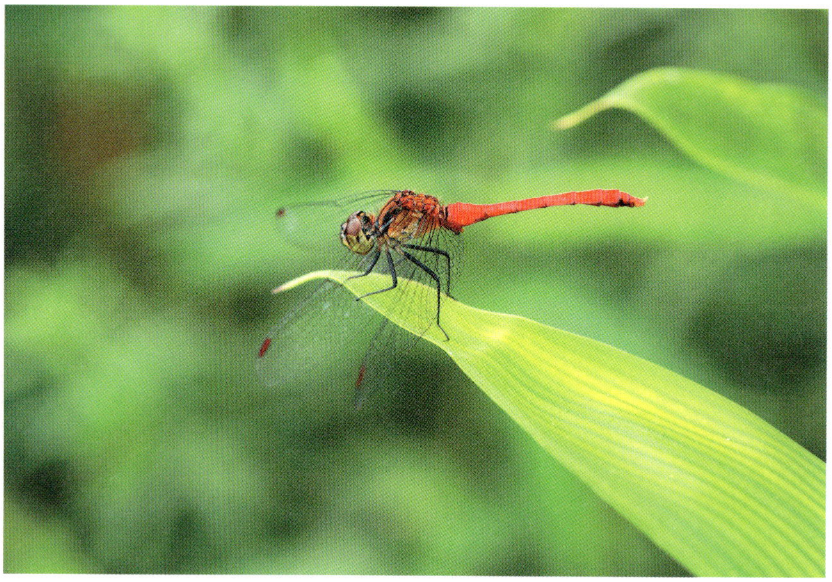

竿や葉の先などにとまる性質をもつアキアカネ。

負われて見たのは、子守娘の背中だった

童謡の歌詞には、本当の意味と違って解釈されていたり、なぞが多いものもありますね。この『赤とんぼ』も「負われて見たのは　いつの日か」という歌詞を、とんぼに「追われて」見たと勘違いしている人もいます。しかしこれは、誰かの背中に負われた、つまりおんぶされて見た光景という意味です。誰におんぶされていたのか、研究者の間でも論争になりましたが、のちに発見された露風自身の文章に、幼い自分を背負った子守の娘を思い出したと記されていました。露風の母親は、彼が5歳のときに弟とともに家を出たため、子守の娘に面倒を見てもらっていたのです。

赤とんぼ

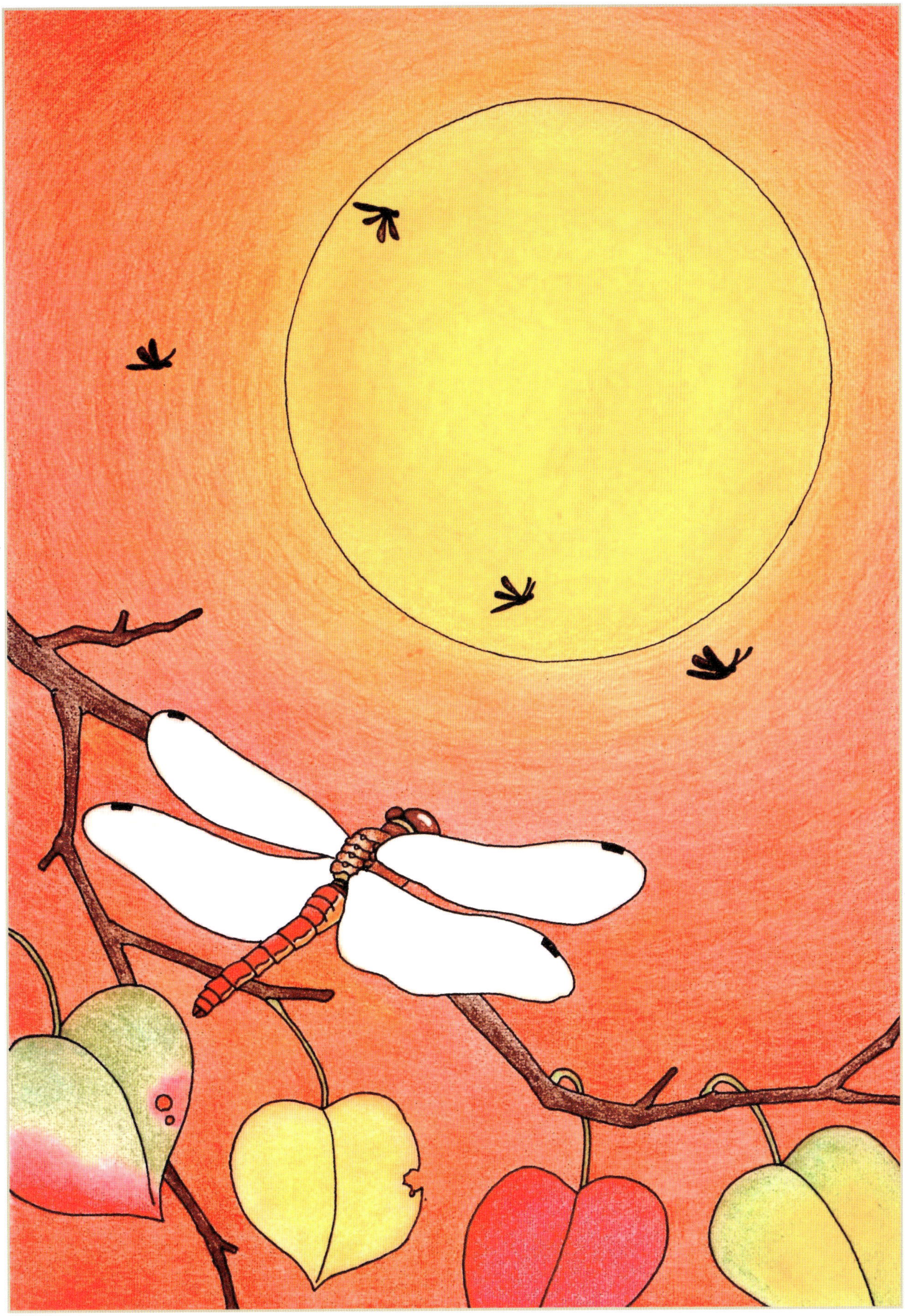

青い眼の人形

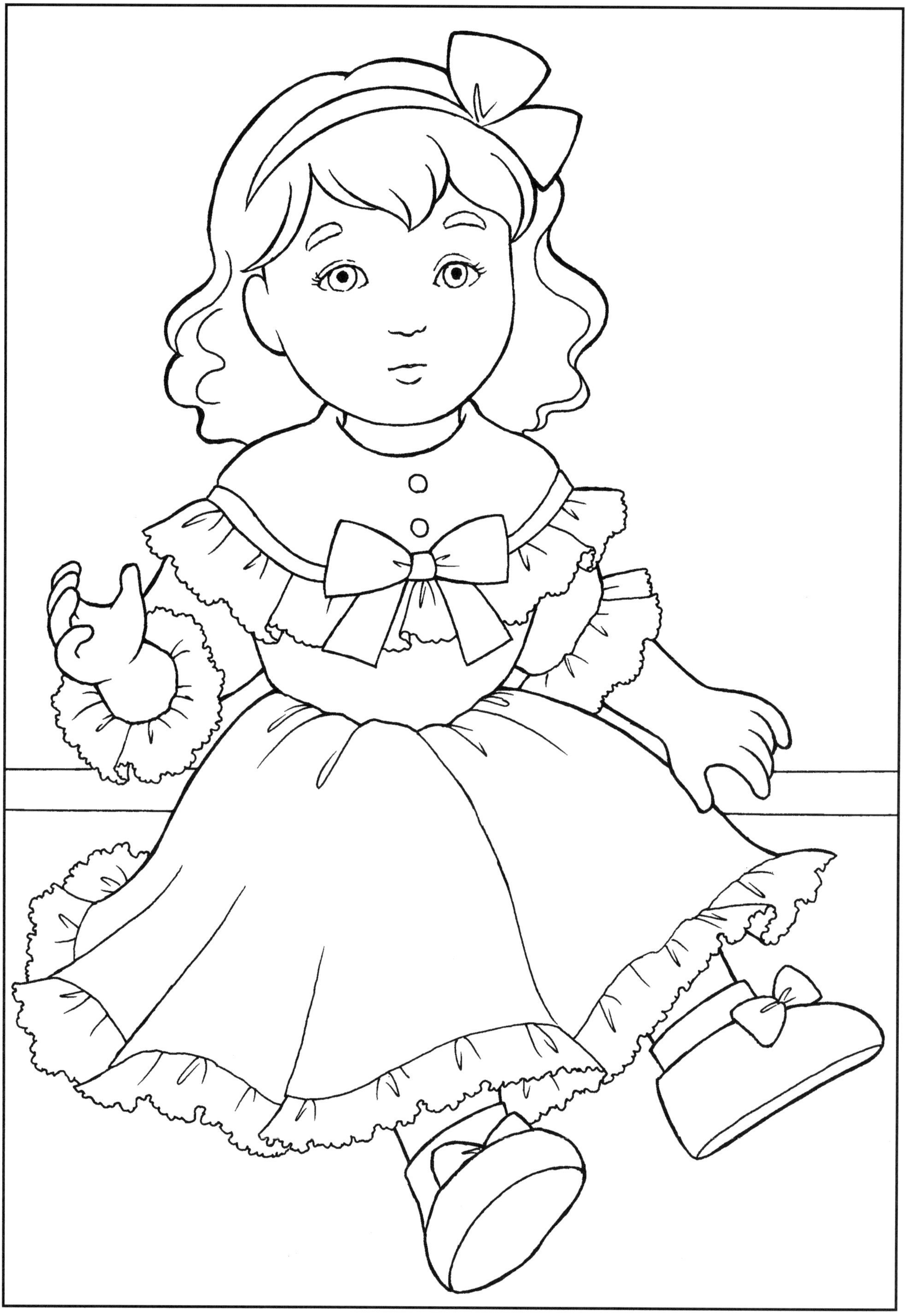

年　月　日　名前

青い眼《め》の人形

作詞：野口雨情
作曲：本居長世

青い眼をした　お人形は
アメリカ生まれの　セルロイド

日本の港へ　ついたとき
一杯涙を　うかべてた
「わたしは言葉が　わからない
迷《ま》い子になったら　なんとしょう」

やさしい日本の　嬢《じょう》ちゃんよ
仲よく遊んで　やっとくれ
仲よく遊んで　やっとくれ

大正10（1921）年

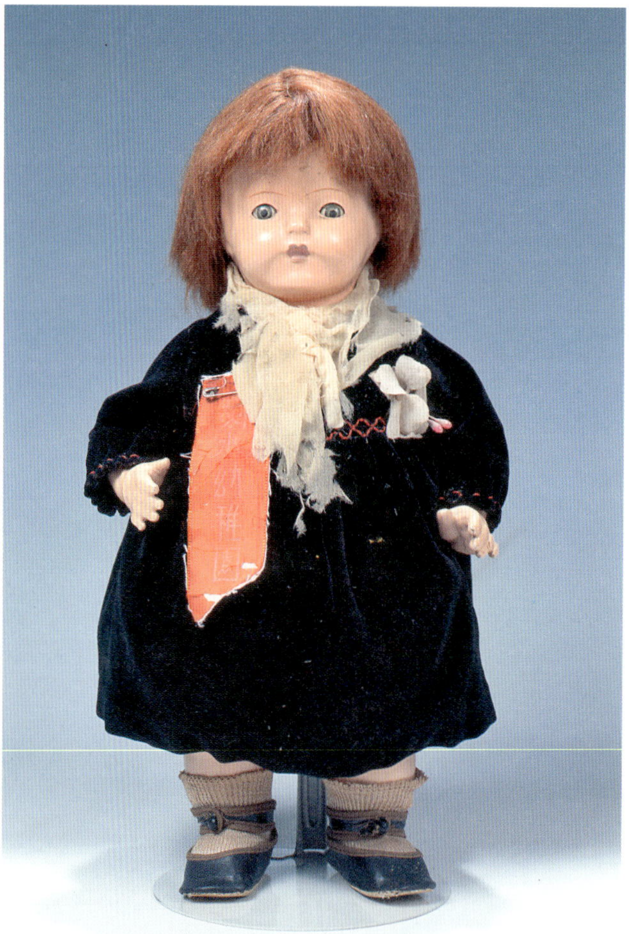

アメリカから日本の子どもたちに送られた「友情の人形」。／横浜人形の家所蔵

異国で暮らす日系移民の共感を呼んだ名曲

大正10（1921）年に発表されたこの歌は大ヒットし、当時多くの日本人が移民として渡っていたハワイ、アメリカ西海岸のサンフランシスコなどでも歌われました。日系移民の人々にとって、「わたしは言葉がわからない」と歌う『青い眼の人形』は、深い共感をよぶ歌でした。そんな折、日系移民を排斥しようとするアメリカの世論を憂えたアメリカ人宣教師のギューリック博士らの呼びかけで日本の子どもたちに1万3000体の「友情の人形」が贈られました。全国の幼稚園や小学校に贈られた人形を歓迎するときに歌われたのも、この『青い眼の人形』でした。

青い眼の人形

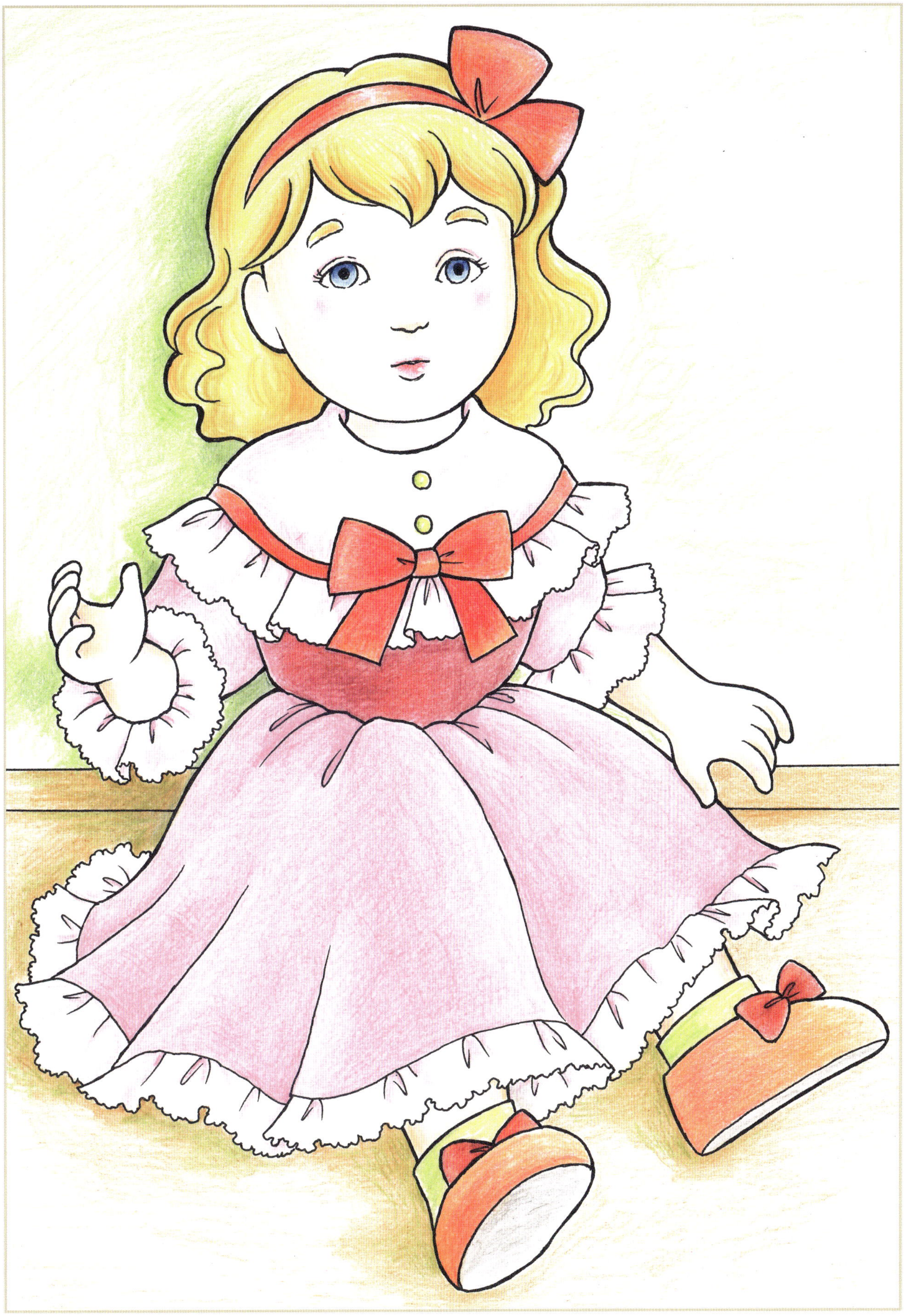

春の小川

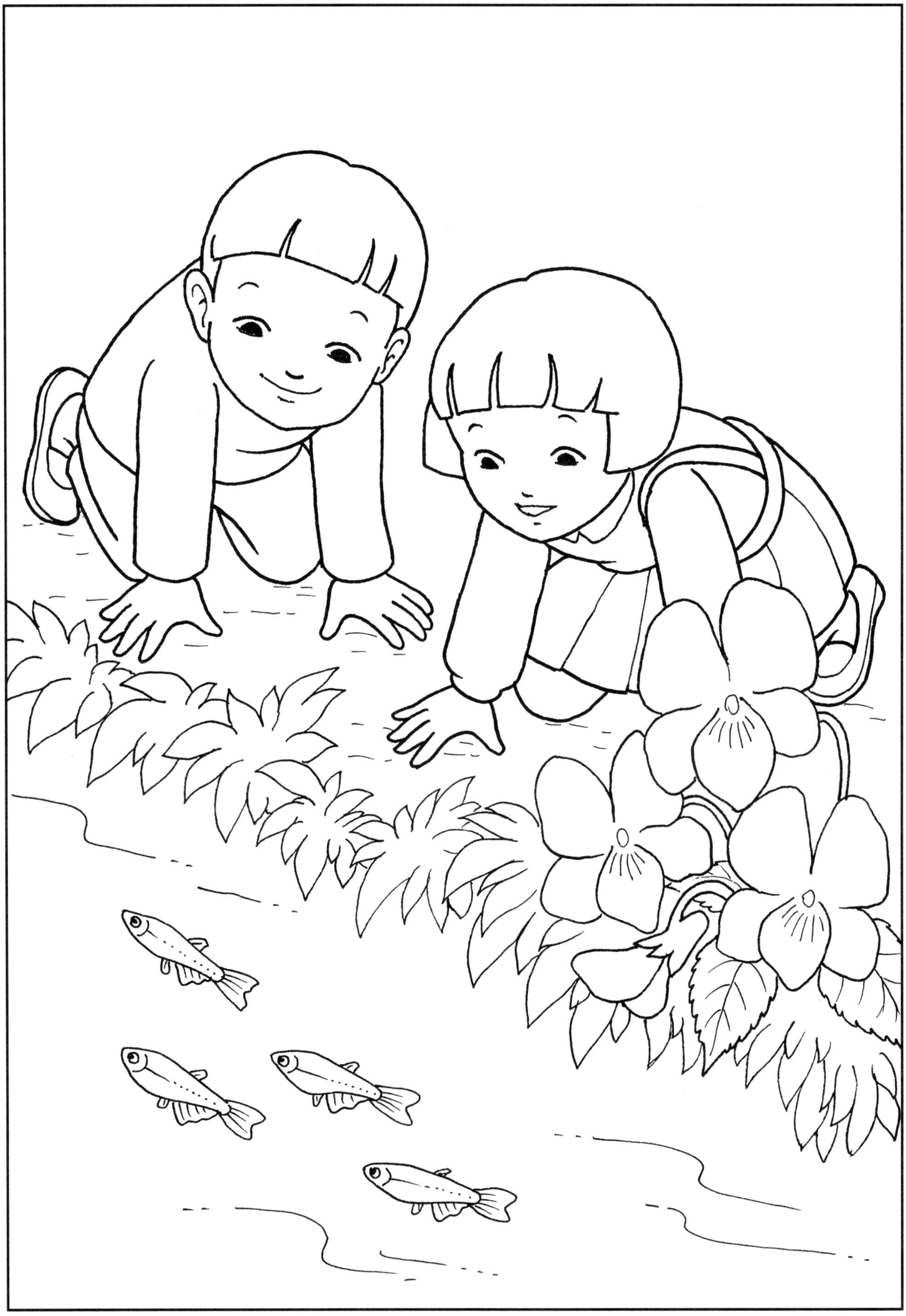

年　月　日　名前

春の小川

作詞：高野辰之
作曲：岡野貞一

春の小川は　さらさら行くよ
岸のすみれや　れんげの花に
すがたやさしく　色うつくしく
咲けよ咲けよと　ささやきながら

春の小川は　さらさら行くよ
えびやめだかや　小ぶなのむれに
今日も一日ひなたでおよぎ
遊べ遊べと　ささやきながら

大正元（1912）年

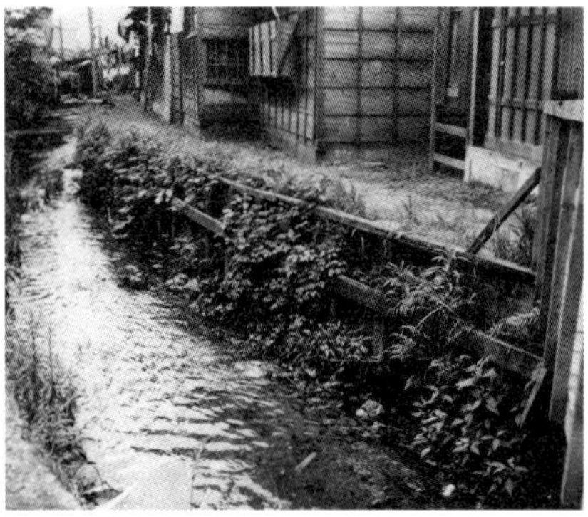

春の小川は　さらさら流る。
歌の上手よ　いとしき子ども、
声をそろえて　小川の歌を
歌え歌えと　ささやく如く。
（「春の小川」原詩　3番の歌詞）

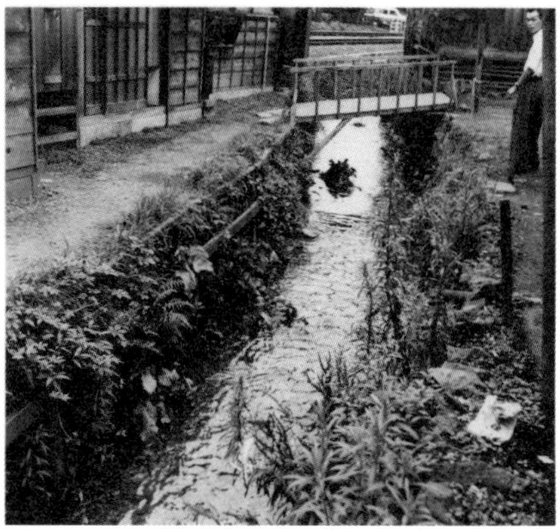

写真は、暗渠になる前の昭和31年の河骨川（代々木深町）。現在、小田急線代々木八幡駅の近くに歌碑がある。／写真提供：渋谷区郷土博物館・文学館

渋谷に流れていた「春の小川」

歌詞に登場する清流は、今の東京の代々木から渋谷に流れる宇田川の支流の河骨川《こうほね》という小川でした。詞を書いた高野辰之は、明治45（1912）年ごろに代々木に住んでおり、この歌詞を書いたのです。戦後、川は暗渠《あんきょ》となり、道路や遊歩道になってしまいました。明治45年、『尋常小学唱歌 第四学年用』に掲載されましたが、昭和17（1942）年の教科書改訂で、文語調だった歌詞が口語調に直され、3番の歌詞が削除されました。3番の元の詞には、「いとしき子ども」らをやさしく見守る小川が歌われており、高野の子どもたちへの愛情とこの小川が未来永劫に残ってほしいという願いが込められているようです。

春の小川

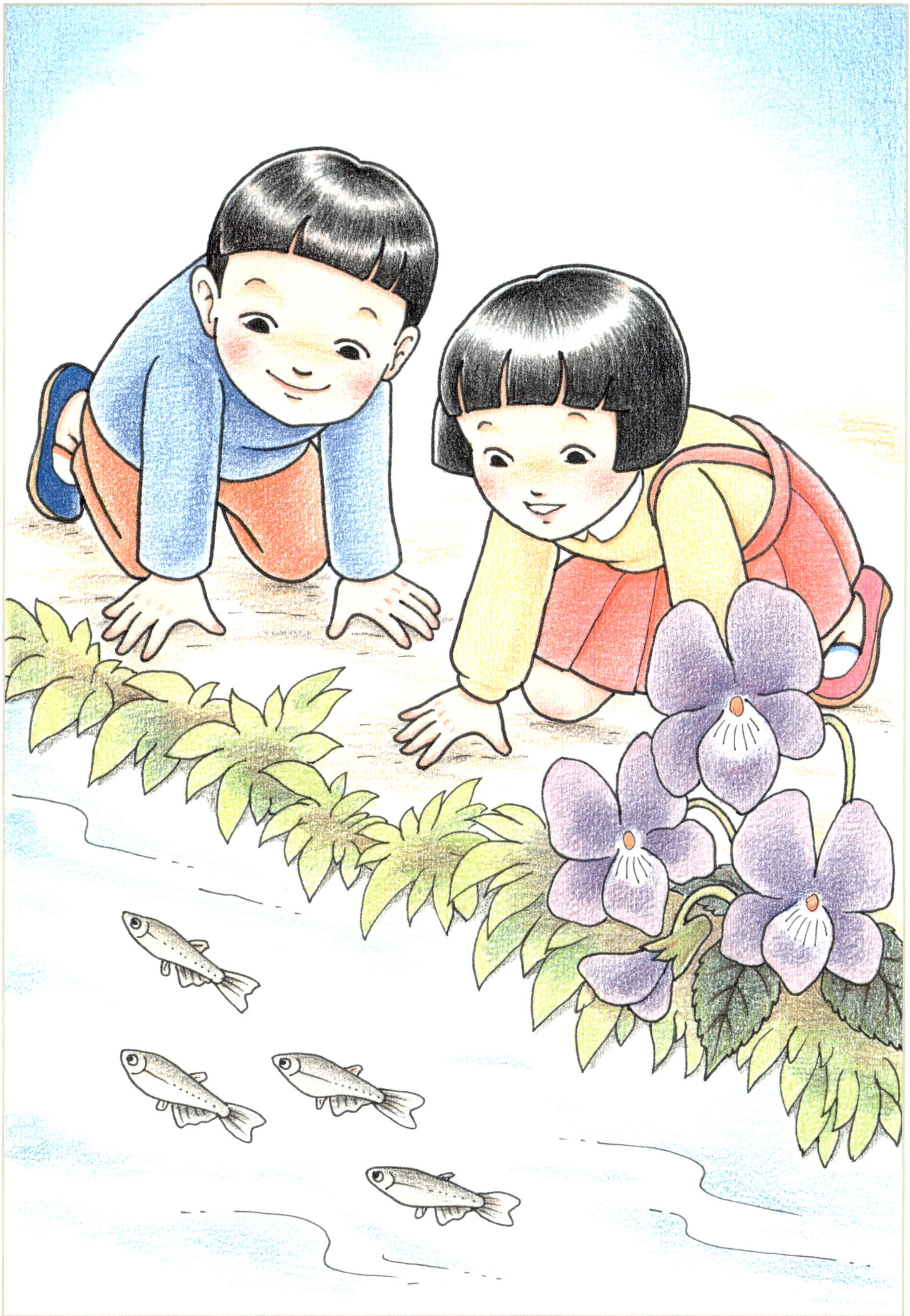

あめふり

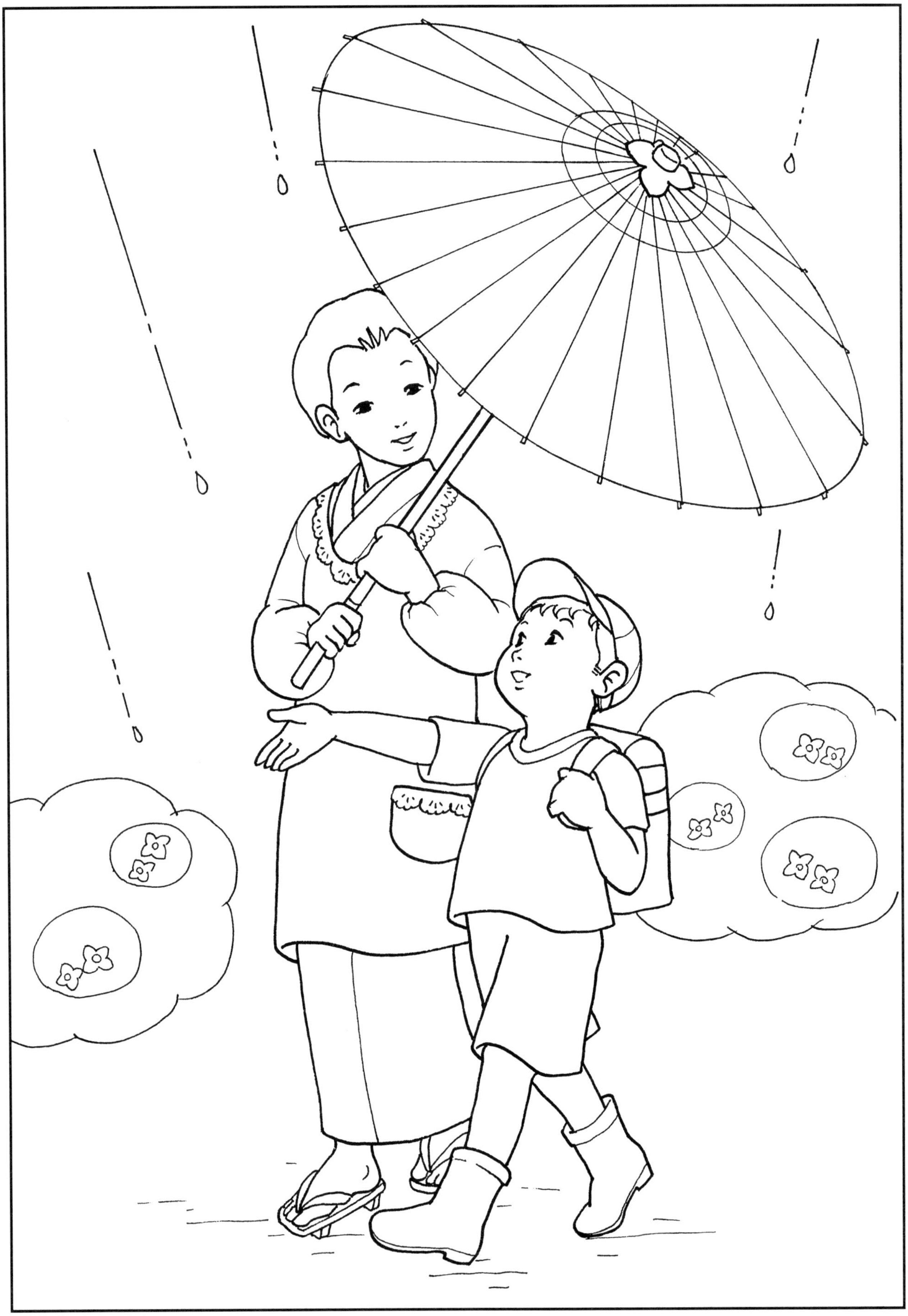

年　月　日　名前

あめふり

作詞：北原白秋
作曲：中山晋平

あめあめ　ふれふれ　かあさんが
じゃのめで　おむかえ　うれしいな
ピッチピッチ　チャップチャップ
ランランラン

かけましょ　かばんを　かあさんの
あとから　ゆこゆこ　かねがなる
ピッチピッチ　チャップチャップ
ランランラン

あらあら　あのこは　ずぶぬれだ
やなぎの　ねかたで　ないている
ピッチピッチ　チャップチャップ
ランランラン

かあさん　ぼくのを　かしましょか
きみきみ　このかさ　さしたまえ
ピッチピッチ　チャップチャップ
ランランラン

ぼくなら　いいんだ　かあさんの
おおきな　じゃのめに　はいってく
ピッチピッチ　チャップチャップ
ランランラン

大正14（1925）年

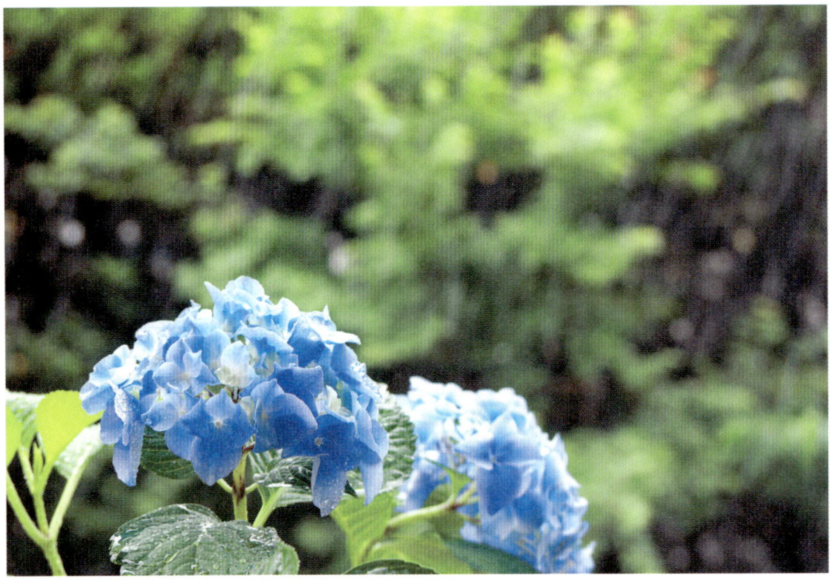

アジサイに雨はよく似合う。うっとうしい梅雨の季節の楽しみ。

雨に繊細な感受性を持つ日本人と日本語

この歌からは雨の降る日の楽しさが伝わってきますね。日本は雨が多く、独特の雨に対する感性、研ぎ澄まされた表現を培ってきました。細かい雨を「小雨《こさめ》」「霧雨《きりさめ》」「小糠雨《こぬかあめ》」、突然降ってくる「俄雨《にわかあめ》」「驟雨《しゅうう》」、しとしと降り続く「地雨《じあめ》」など雨の状態、降り方を多様で繊細に表現する言葉がたくさんあります。また季節や時間帯によっても、秋から初冬に降る「時雨《しぐれ》」、春には「春雨《はるさめ》」「春《はる》時雨《しぐれ》」、桜の咲く時期には「花《はな》時雨《しぐれ》」、旧暦五月の雨を「五月雨《さみだれ》」、初夏・新緑の頃に降る「翠雨《すいう》」「緑雨《りょくう》」、夏に突然降る「夕立《ゆうだち》」、そして秋の長雨である「秋雨《あきさめ》」、晩秋から初冬の冷たい「氷雨《ひさめ》」など、その多彩さは枚挙にいとまがありません。

あめふり

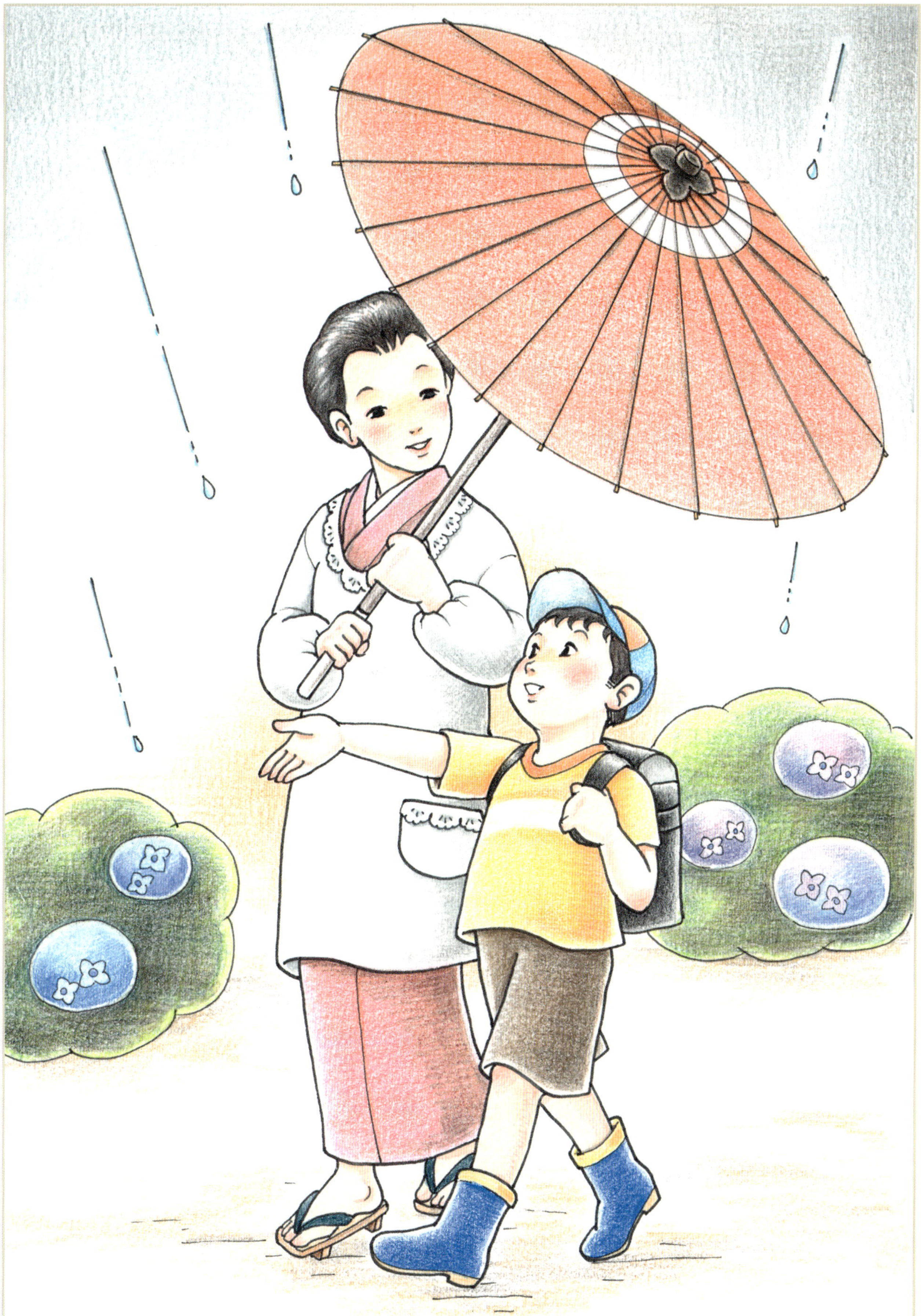

夏の思い出

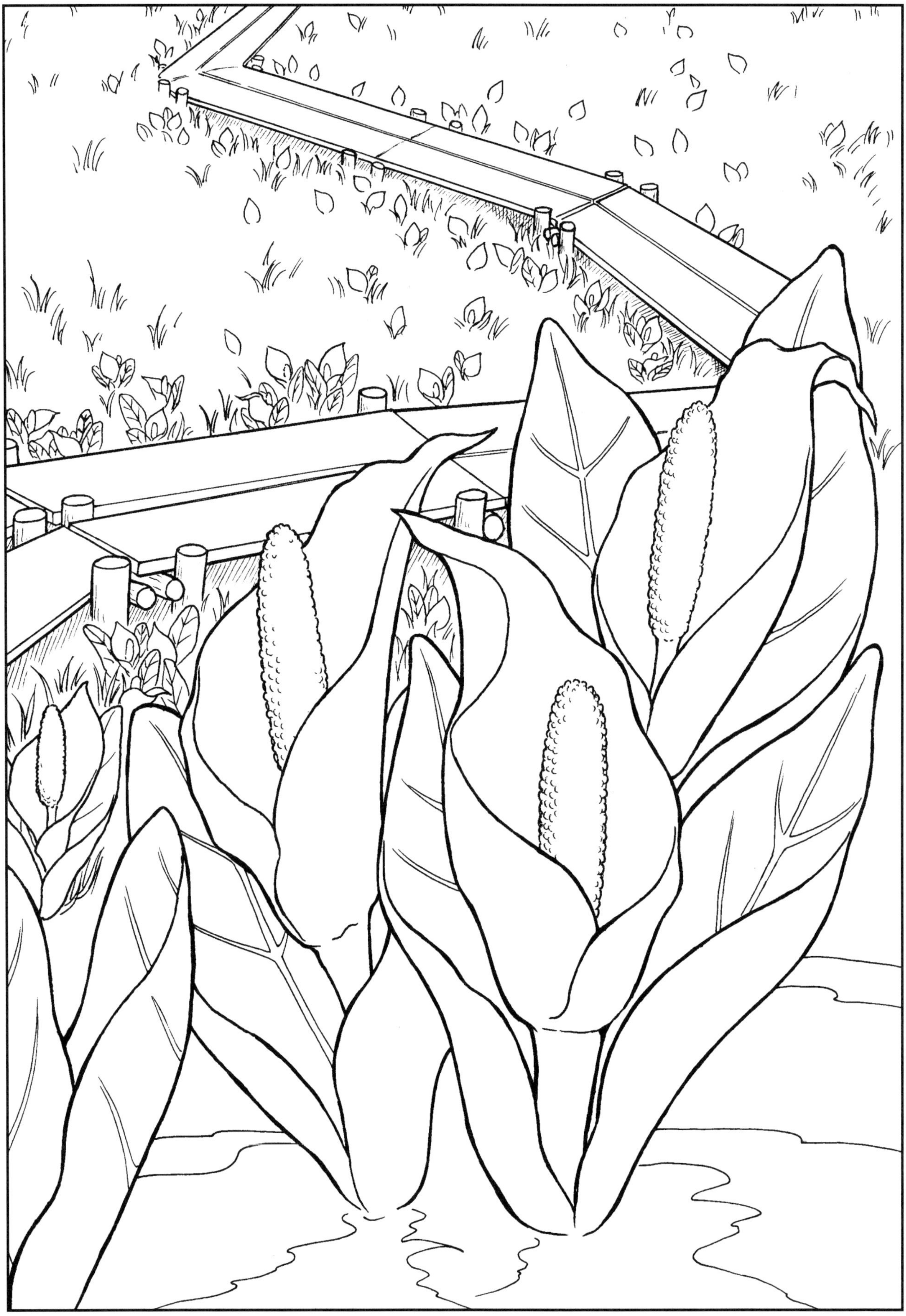

年　月　日　名前

夏の思い出

作詞：江間章子
作曲：中田喜直

夏がくれば　思い出す
はるかな尾瀬《おぜ》　遠い空
霧《きり》のなかに　うかびくる
やさしい影　野の小径《こみち》
水芭蕉《みずばしょう》の花が　咲いている
夢みて咲いている水のほとり
石楠花《しゃくなげ》色に　たそがれる
はるかな尾瀬　遠い空

夏がくれば　思い出す
はるかな尾瀬　野の旅よ
花のなかに　そよそよと
ゆれゆれる　浮《う》き島よ
水芭蕉の花が　匂《にお》っている
夢みて匂っている水のほとり
まなこつぶれば　なつかしい
はるかな尾瀬　遠い空

昭和24（1949）年

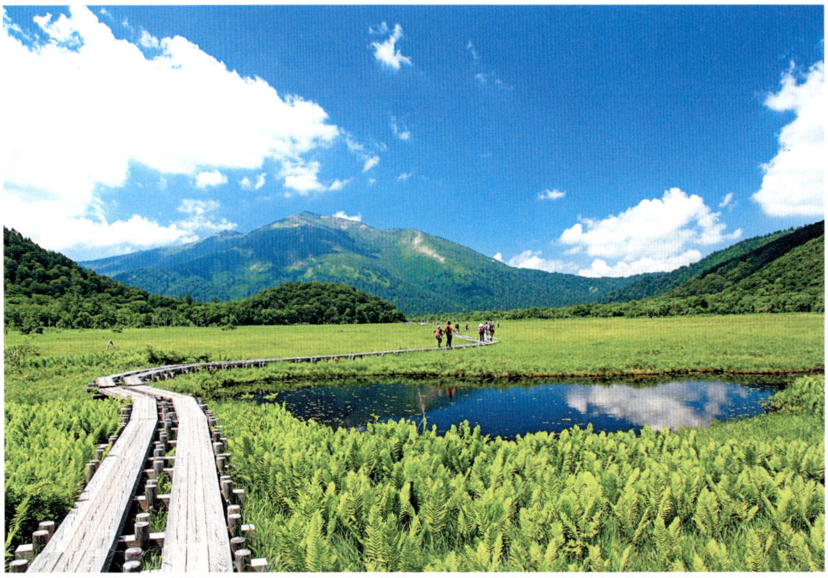

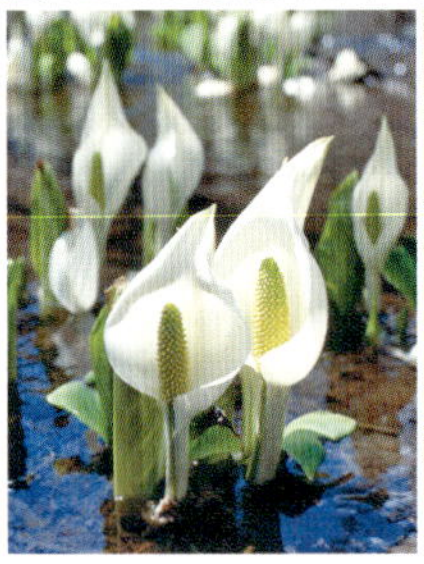

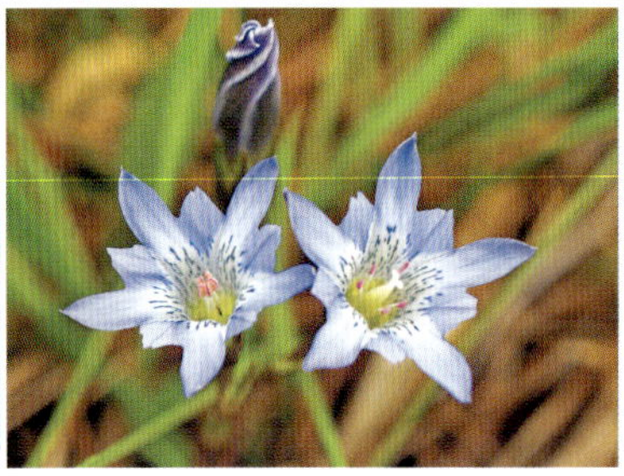

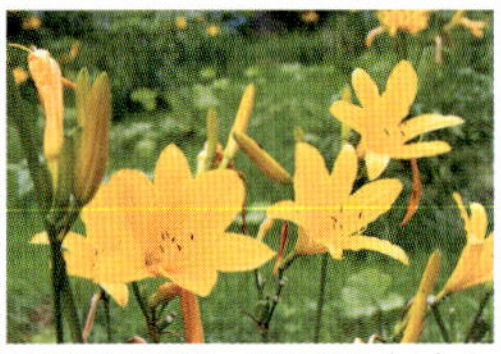

初夏の尾瀬ヶ原湿原（上）と尾瀬に咲く花々。左からミズバショウ、タテヤマリンドウ、ニッコウキスゲ。

1万年前の風景が残る高原の自然と花々

この歌は昭和24（1949）年に発表され、まだ戦後の混乱期にある人々に、夏の清涼な高原へのあこがれを喚起し、大ヒットしました。詩人の江間章子は歌詞に、戦争中に偶然訪れ、見渡す限りに咲き誇るミズバショウの花々に感動したことを盛り込みました。子どものころにこの花を見たことを思い出して、「夢心地」になったそうです。実際には尾瀬のミズバショウの見ごろは5〜6月。夏はニッコウキスゲ、タテヤマリンドウ、秋はサワギキョウなどが高原を彩ります。尾瀬国立公園の尾瀬ヶ原湿原を中心とする一帯は、日本百景にも選定されています。

夏の思い出

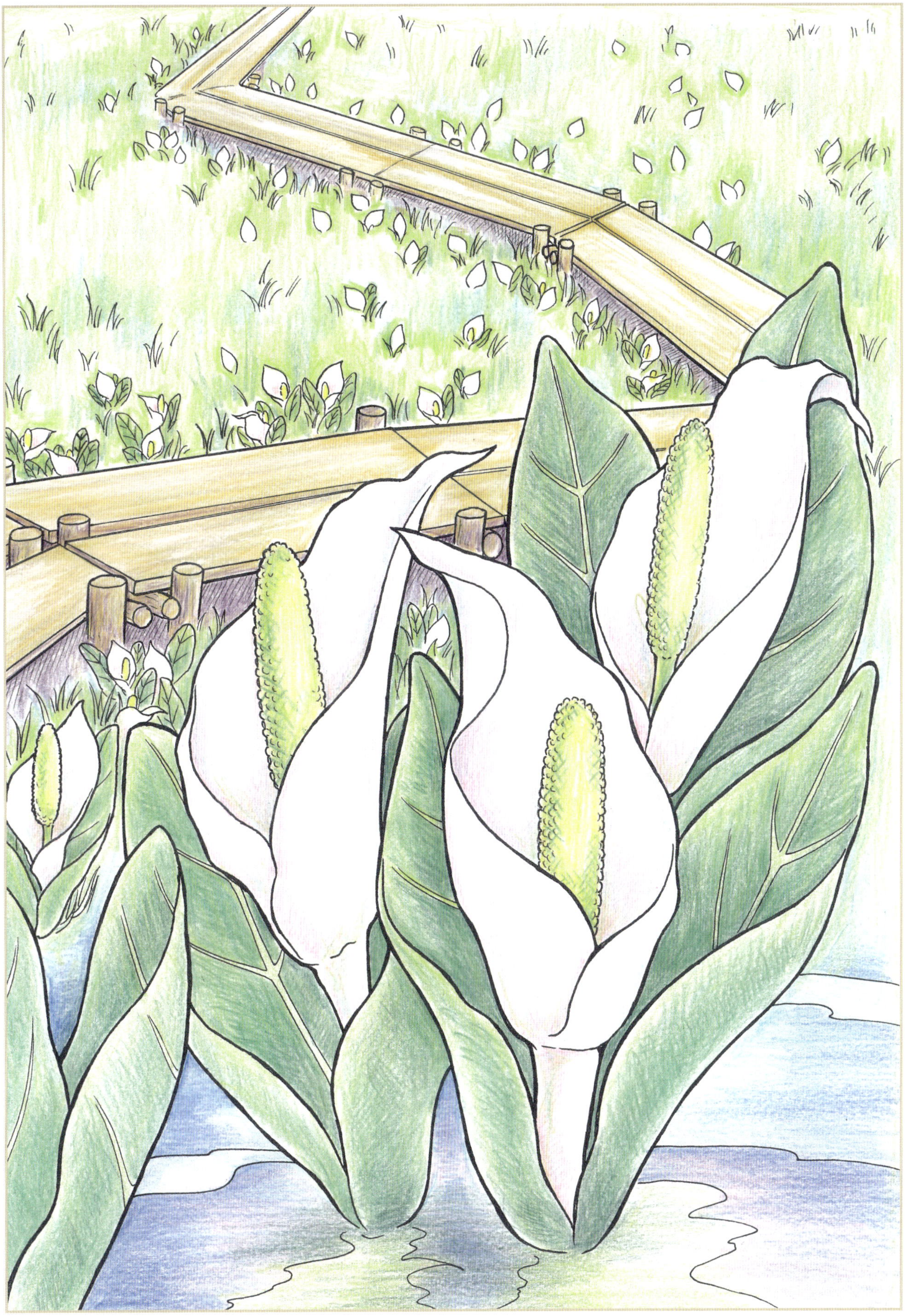

もみじ

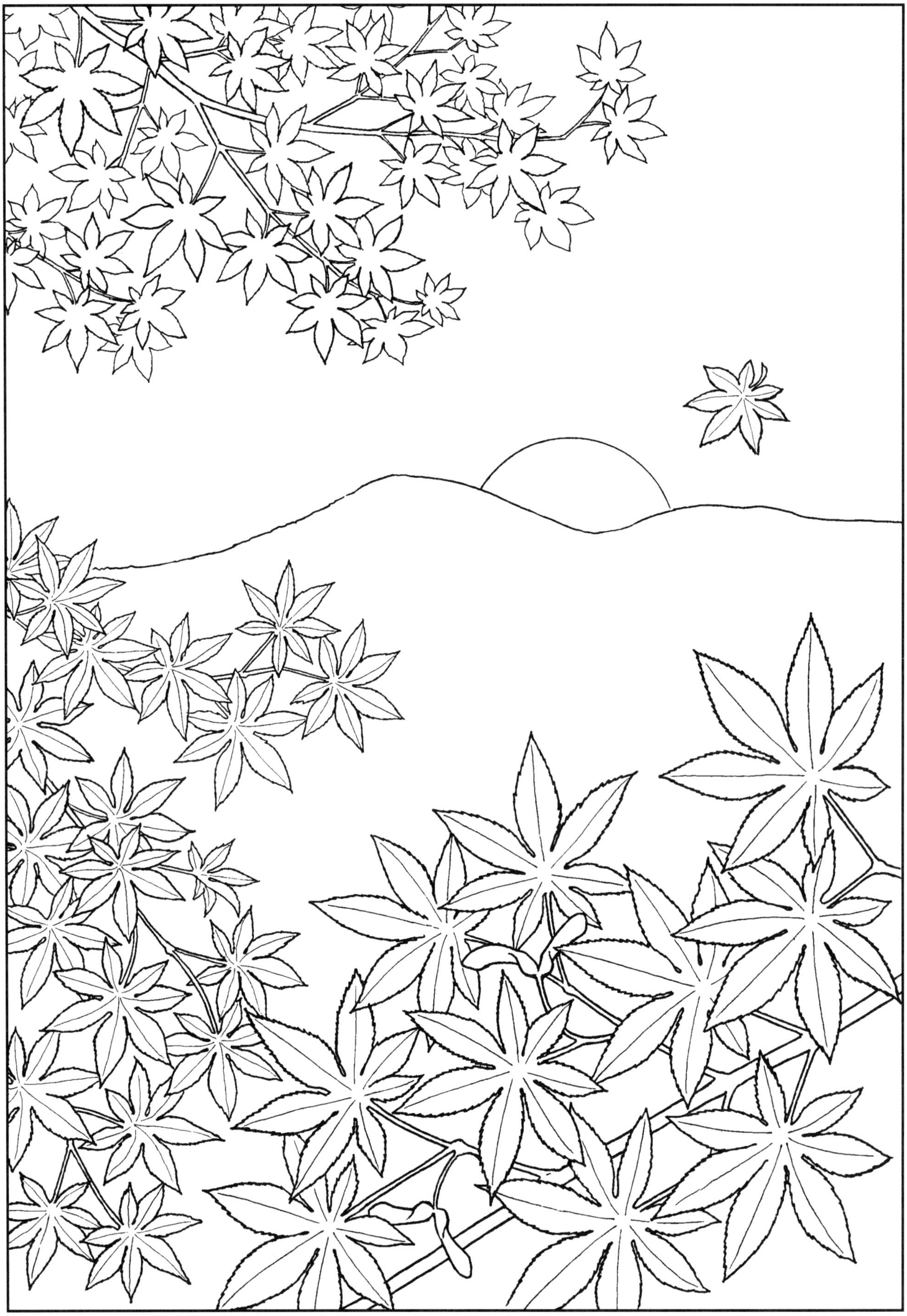

年　　月　　日　名前

もみじ

作詞：高野辰之
作曲：岡野貞一

秋の夕日に　照る山紅葉《もみじ》
濃《こ》いも薄《うす》いも　数ある中に
松をいろどる　楓《かえで》や蔦《つた》は
山のふもとの　裾模様《すそもよう》

渓《たに》の流れに　散り浮く紅葉
波に揺《ゆ》られて　離れて寄って
赤や黄色の　色さまざまに
水の上にも　織《お》る錦《にしき》

明治44（1911）年

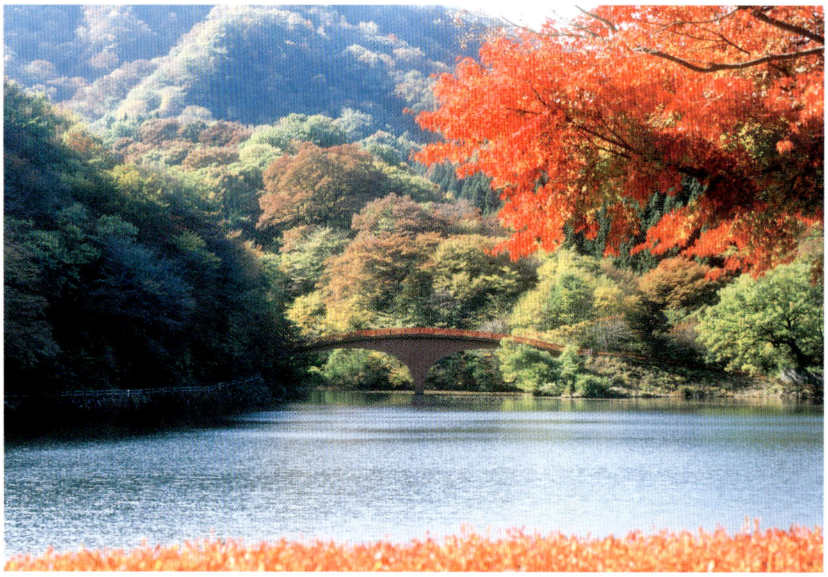

碓氷湖の紅葉。碓氷峠は、標高約1000mの位置にあり、中央分水嶺を形成しています。

信州と東京を行き来した文化人が目を見張った風景

この歌は、信越本線の当時の熊ノ平駅から見た、紅葉する碓氷《うすい》峠《とうげ》の美しさがモチーフとなっています。信州に生まれ育った作詞の高野辰之は詞作に励む一方で、東京音楽学校（現・東京芸術大学）教授や文部省の唱歌編集委員などを務めるなど、多忙な文化人でした。信州に戻る信越本線の、上下線がすれ違う熊ノ平駅で、長い待ち時間を過ごす乗客のひとりとして、高野もまた信州の紅葉に目を見張っていました。熊ノ平駅は今はありませんが、碓氷峠は現在も紅葉の名所で、10月中旬から11月上旬が見ごろです。

もみじ

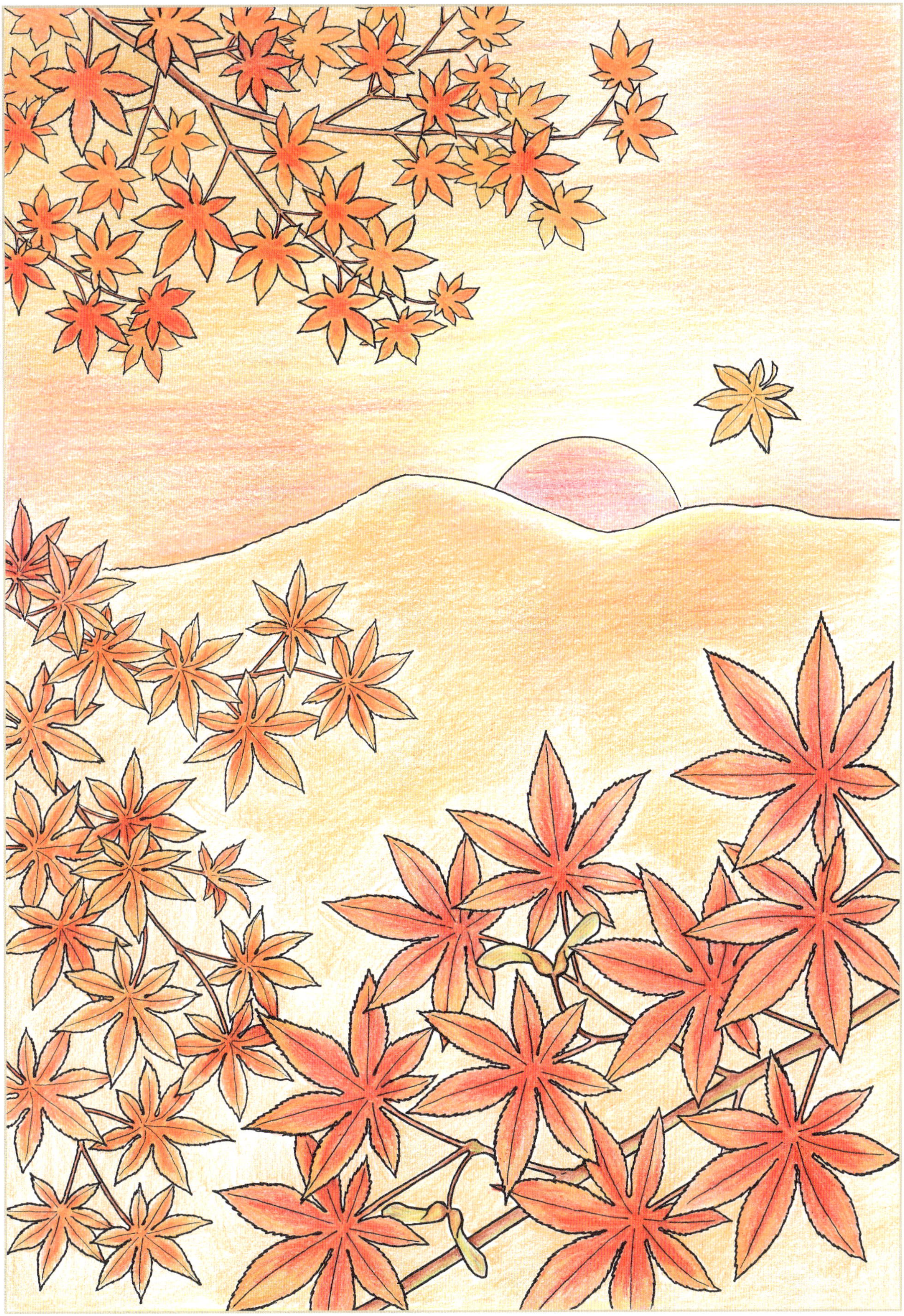

ペチカ

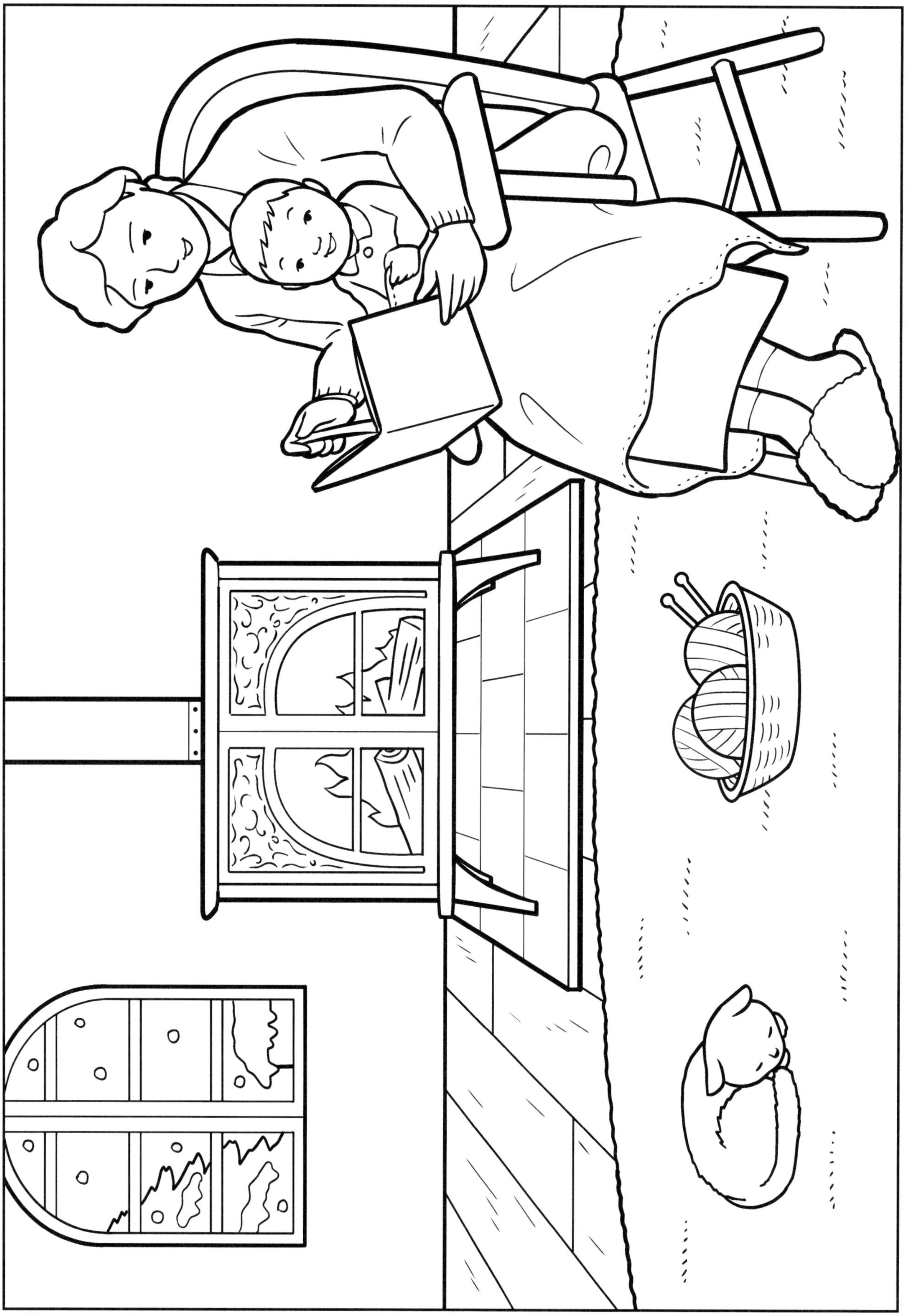

年　月　日　名前

ペチカ

作詞：北原白秋
作曲：山田耕筰

雪の降る夜《よ》は　楽しいペチカ
ペチカ燃《も》えろよ　お話しましょ
昔　昔よ　燃えろよペチカ

雪の降る夜は　楽しいペチカ
ペチカ燃えろよ　表は寒い
くりやくりやと　呼びますペチカ

雪の降る夜は　楽しいペチカ
ペチカ燃えろよ　じき春来ます
今にやなぎも　もえましょペチカ

雪の降る夜は　楽しいペチカ
ペチカ燃えろよ　だれだか来ます
お客さまでしょ　うれしいペチカ

雪の降る夜は　楽しいペチカ
ペチカ燃えろよ　お話しましょ
火の粉《こ》ぱちぱち　はねろよペチカ

大正13（1924）年

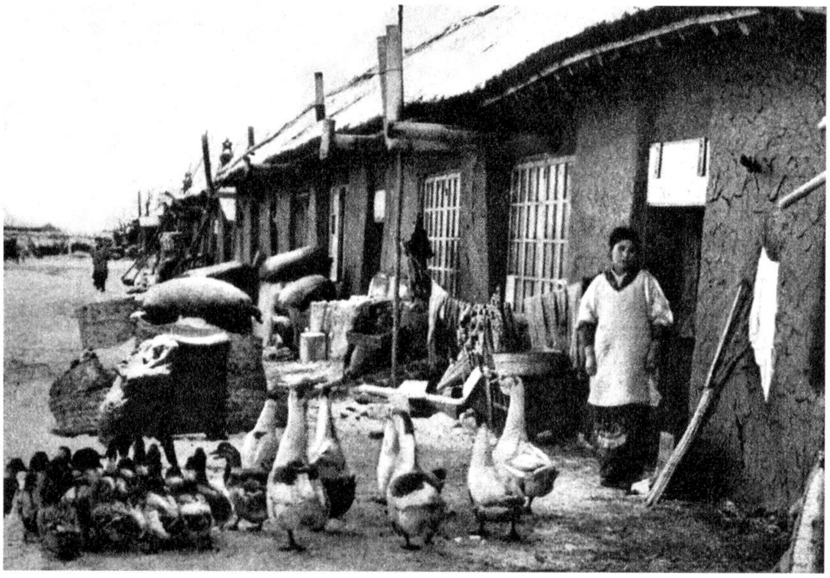

満蒙開拓団の日本人たちが住んだ住宅。寒冷な気候には暖炉が不可欠だった。

旧満州の風物に合った日本人子弟のための唱歌

ペチカとは、ロシア風の暖炉兼オーブン。調理にも用いますが、ロシア以外の地域では主に暖炉のことをペチカと呼びます。煙突が壁の中に配管されているのが特徴です。かつては北海道などでも作り付けられている家屋がありました。旧満州（中国東北部）に渡った日本人の子弟の愛唱歌にと、南満州教育会の依頼により北原白秋が作詞しました。大正時代の末にはこの歌も収載された「満州唱歌集」が発行され、野口雨情や島木赤彦ら大家が作品を寄せています。

ペチカ

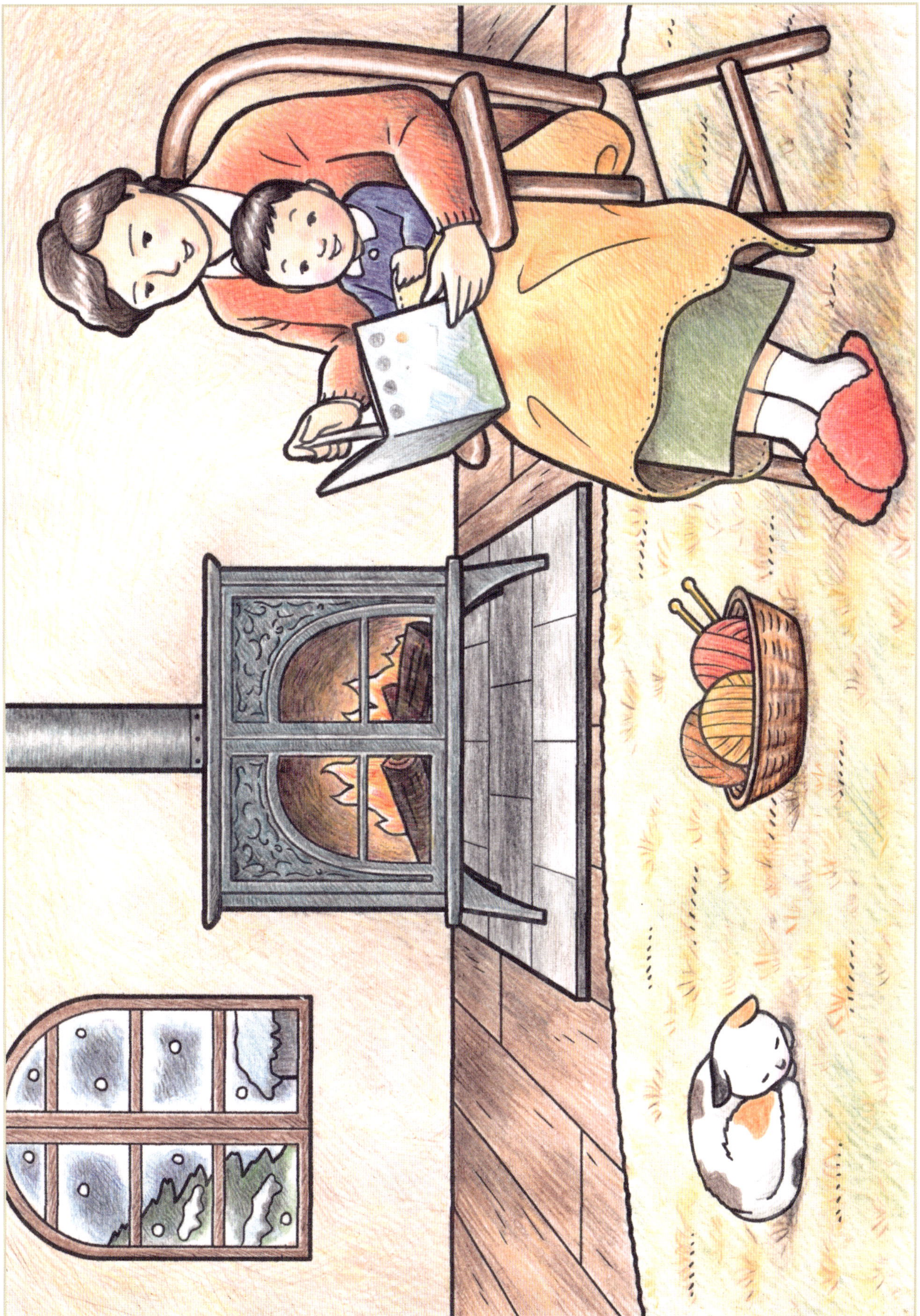

われは海の子

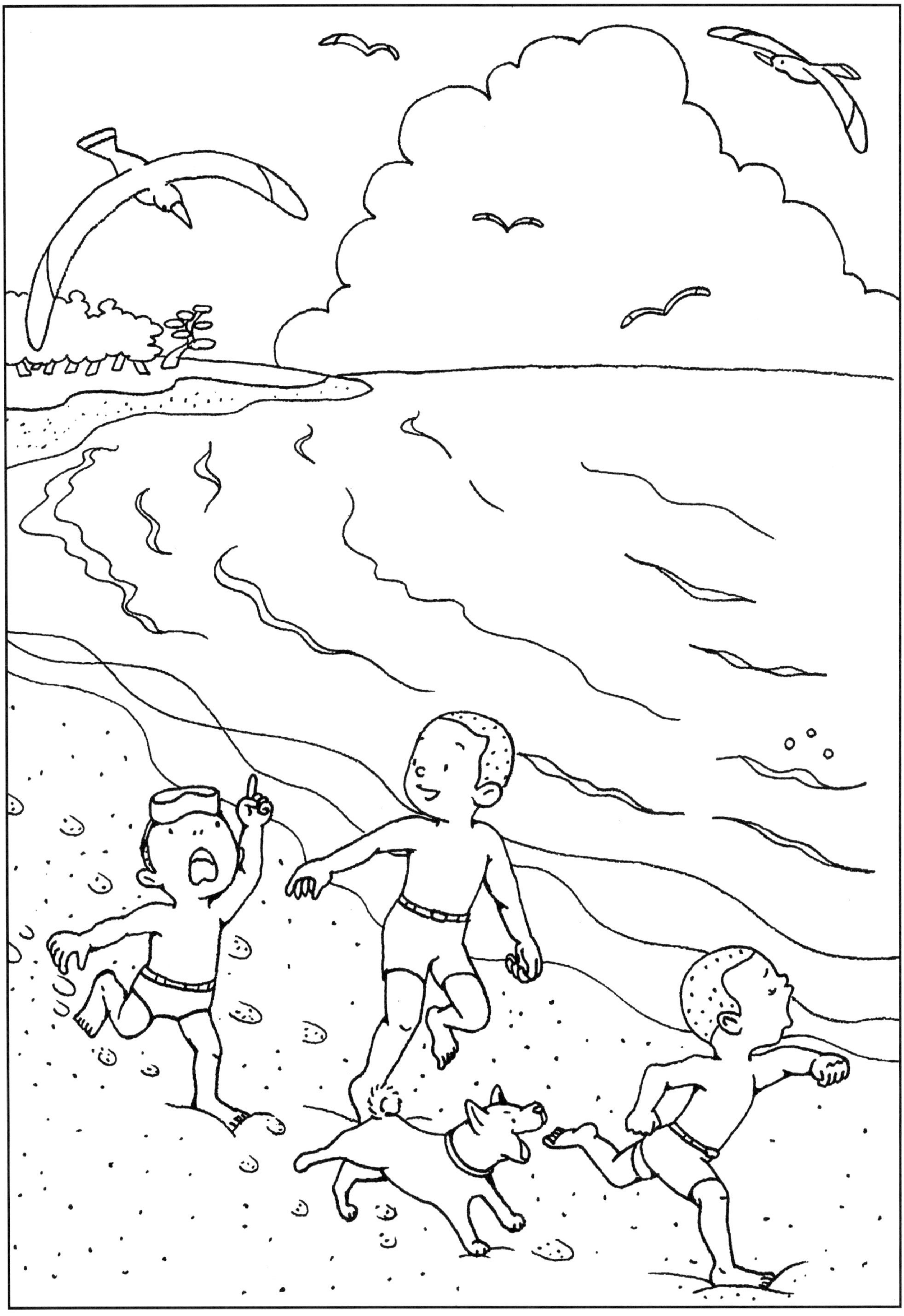

年　　月　　日　名前

われは海の子

作詞：宮原晃一郎
作曲：不詳

我は海の子白浪《しらなみ》の
さわぐいそべの松原に
煙《けむり》たなびくとまやこそ
我がなつかしき住家《すみか》なれ

生まれてしおに浴《ゆあみ》して
浪を子守の歌と聞き
千里《せんり》寄せくる海の気《き》を
吸《す》いてわらべとなりにけり

高く鼻つくいその香《か》に
不断の花のかおりあり
なぎさの松に吹く風を
いみじき楽《がく》と我は聞く

明治43（1910）年

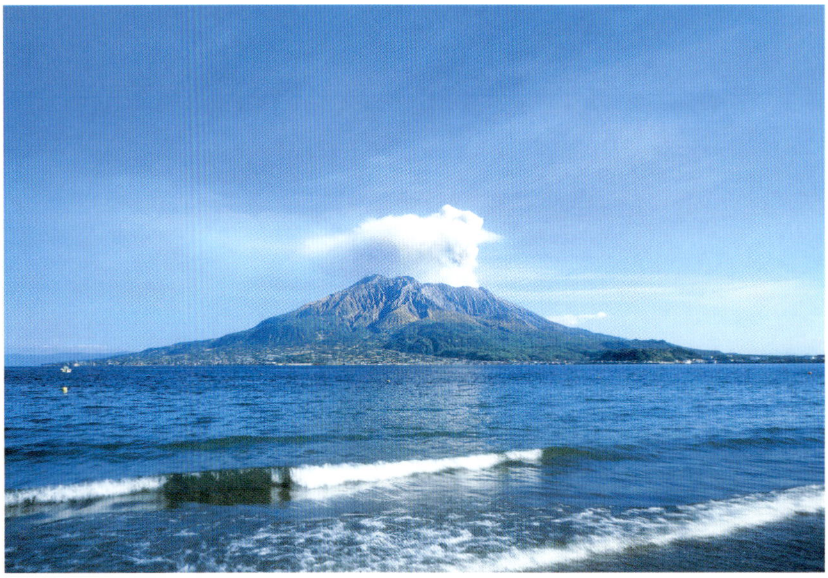

噴煙たなびく桜島の小池海岸から錦江湾の磯海水浴場までを約1時間40分かけて泳ぎます。

離島の多い鹿児島は外海への玄関だった

広大な海のイメージと、子どもがたくましく育つことへの願いを込めたこの歌は、小学唱歌から発して現在も広く親しまれています。長らく作者不詳とされてきた歌詞は、文部省の記録から翻訳家で文学者でもある宮原晃一郎の作であることが明らかになりました。モチーフとなったのは宮原が生まれ育った鹿児島県の錦江湾だとして、湾に面する市内には歌碑が建てられています。鹿児島市内の2つの小学校では、湾内にある桜島との4.2kmを泳ぐ錦江湾横断遠泳を行う伝統行事が大正時代より中断と復活を経て、現在でも受け継がれています。

われは海の子

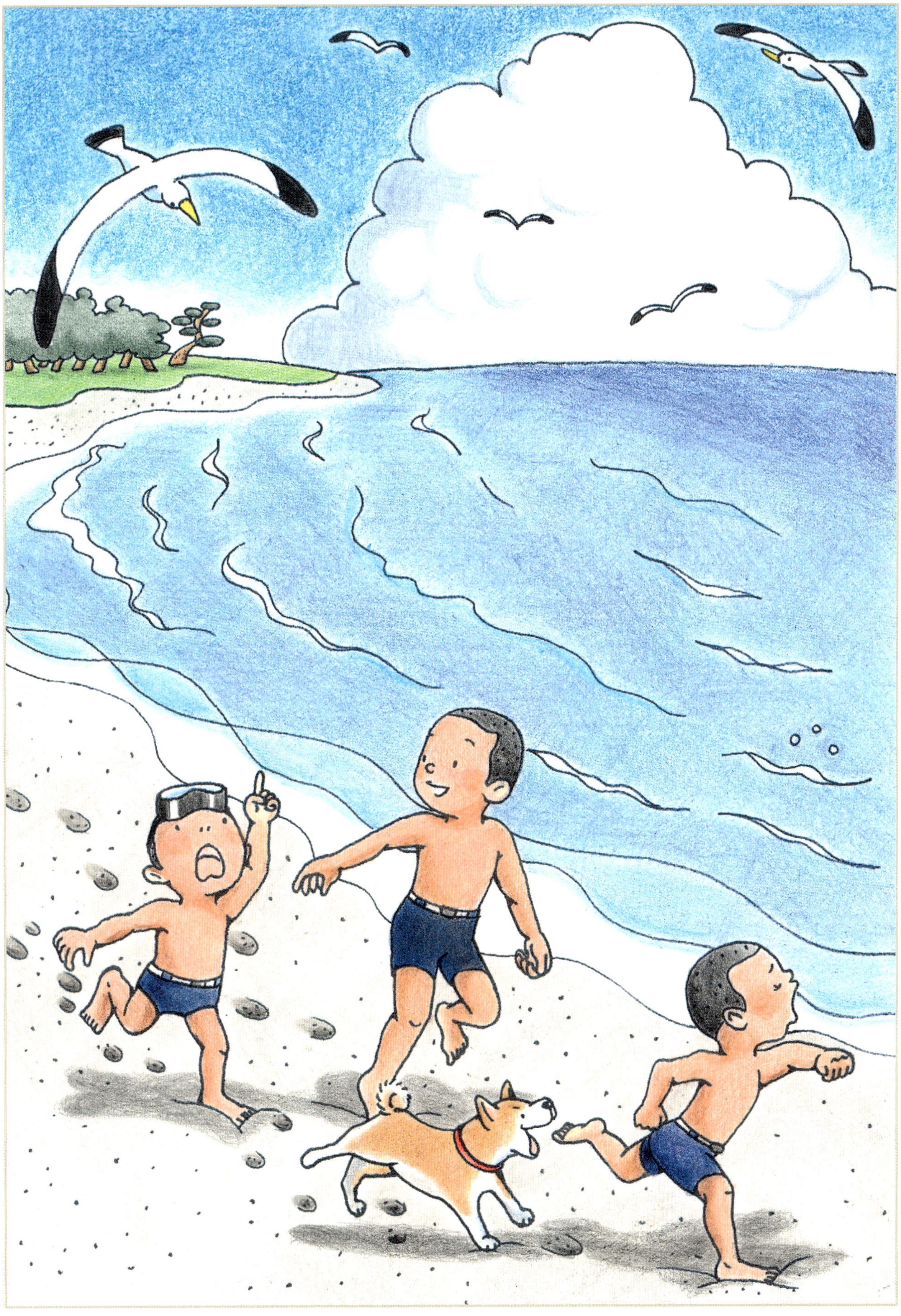

月の沙漠

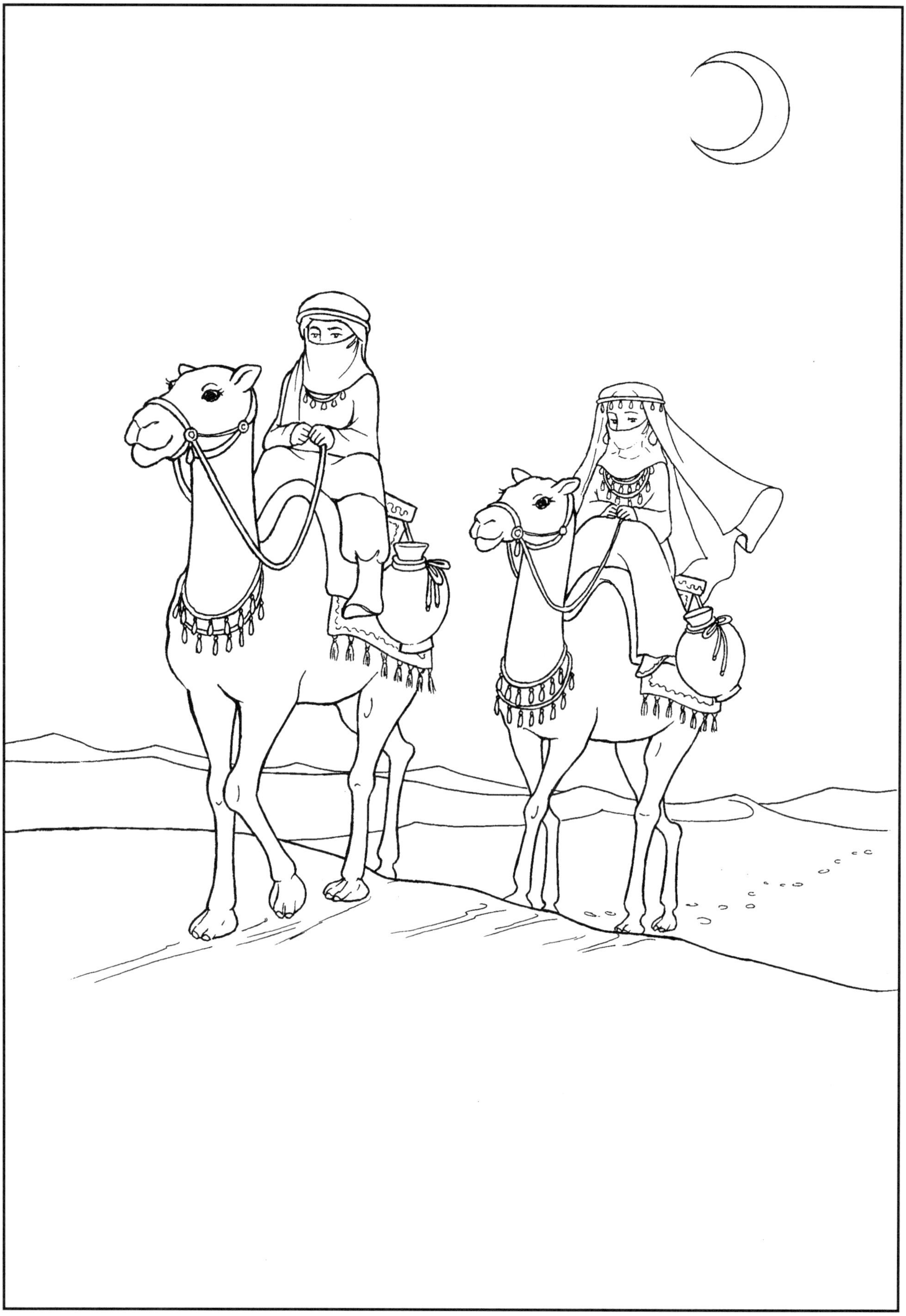

年　月　日　名前

月の沙漠《さばく》

作詞：加藤まさを
作曲：佐々木すぐる

月の沙漠を　はるばると
旅のらくだが　行きました
金と銀との　くら置いて
二つならんで　行きました

金のくらには　銀のかめ
銀のくらには　金のかめ
二つのかめは　それぞれに
ひもで結んで　ありました

先のくらには　王子さま
あとのくらには　お姫さま
乗った二人は　おそろいの
白い上衣《うわぎ》を　着てました

ひろい沙漠を　ひとすじに
二人はどこへ　いくのでしょう
おぼろにけぶる　月の夜《よ》を
対《つい》のらくだは　とぼとぼと

砂丘《さきゅう》を越えて　行きました
だまって越えて　行きました

大正12（1923）年

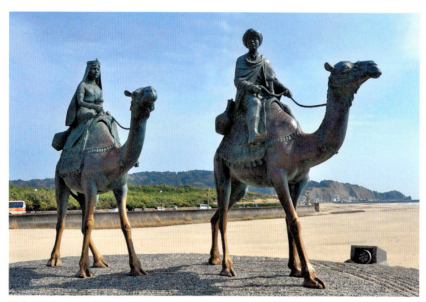

千葉・御宿の月の沙漠記念公園に立つ、ラクダに乗った王子と姫の像。

異国情緒と神秘性に少女雑誌の読者が熱狂

王子と姫が月の沙漠をラクダで旅するエキゾチックな情景の詩は、少女雑誌に発表されるや瞬く間に読者の心をつかみました。新進作曲家の佐々木すぐるが曲をつけ、長い普及活動の末、広く愛唱されることとなりました。この沙漠は、作詞の加藤まさをが結核療養のため訪れた御宿海岸がモチーフとなったことは本人も語っていますが、一時期、故郷の静岡・藤枝と述べたこともありました。加藤は、亡くなる前年御宿に移り住み、なきがらも当地の墓所に埋葬されました。御宿には記念館や月の沙漠像が設けられています。

月の沙漠

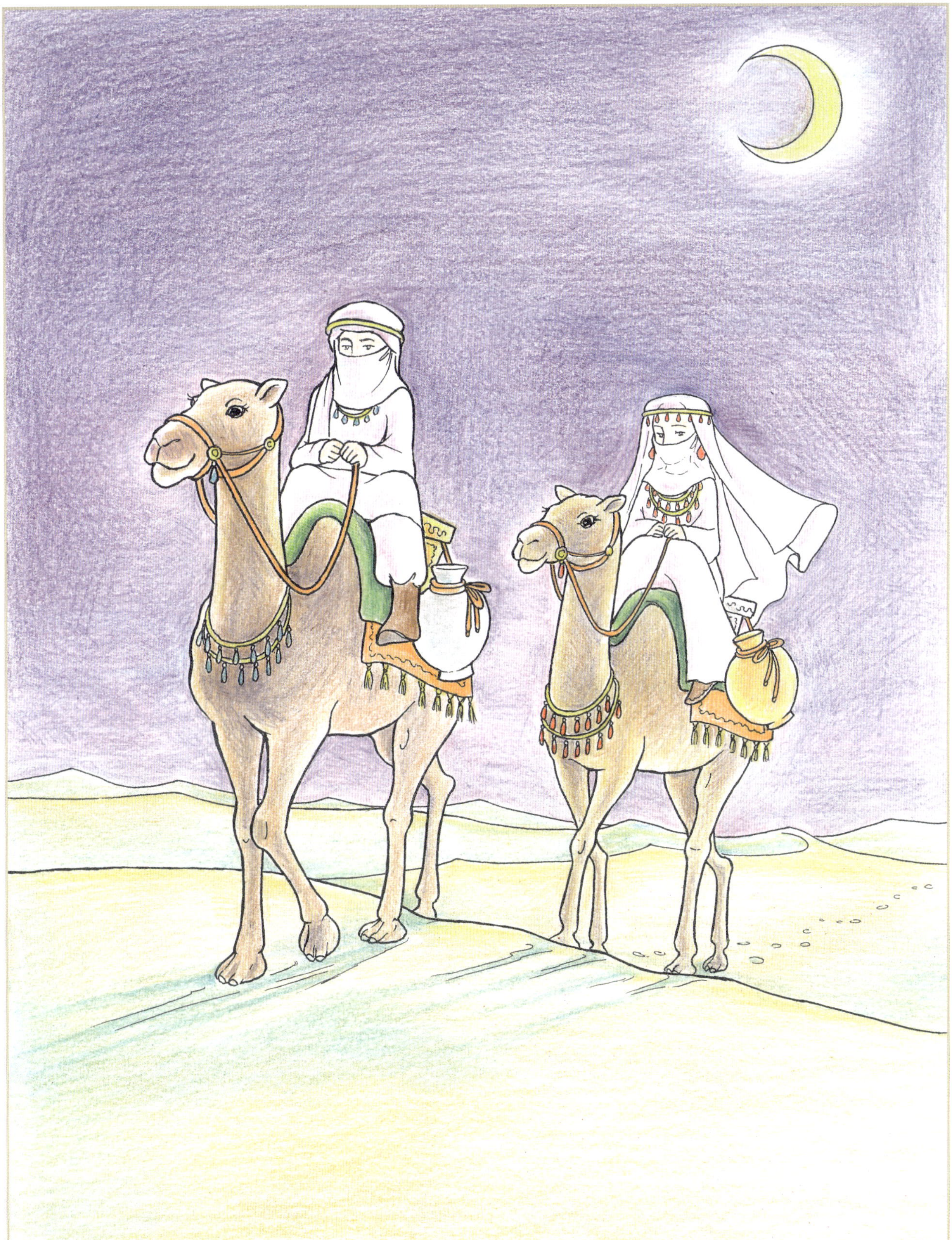

故郷

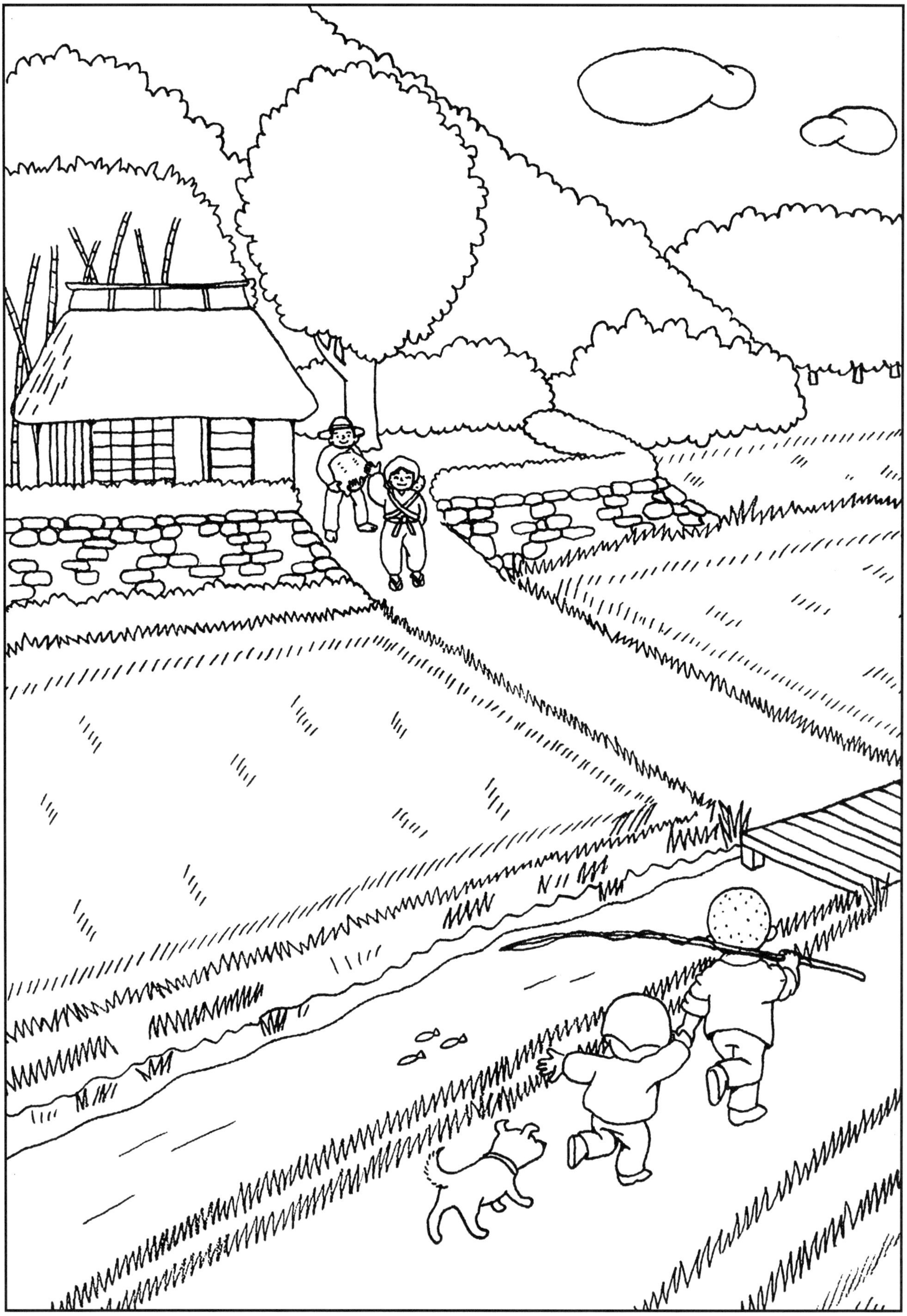

年　月　日　名前

故郷《ふるさと》

作詞：高野辰之
作曲：岡野貞一

兎《うさぎ》追いし彼《か》の山
小鮒《こぶな》釣りし彼の川
夢は今も巡りて
忘れ難《がた》き故郷

如何《いか》にいます父母
恙無《つつがな》しや友がき
雨に風につけても
思い出《い》ずる故郷

志《こころざし》を果たして
いつの日にか帰らん
山は青き故郷
水は清き故郷

大正3（1914）年

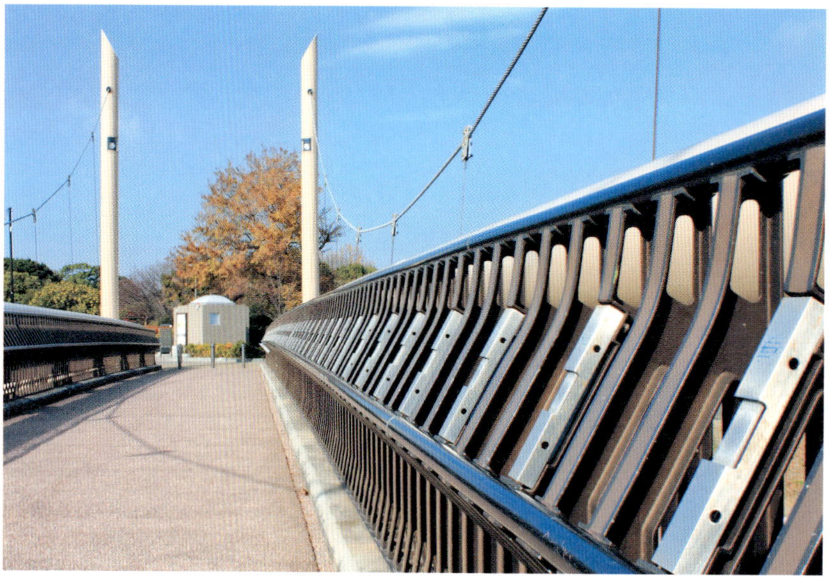

斑川にかかる「ふるさと橋」。

時代が移り変わっても人気No.1の唱歌

故郷から離れて都市で生きる人の心情を歌ったこの歌は、大正3(1914)年、小学6年生の唱歌として発表されました。父母の地である故郷はいつも理想的な場所であり、どこで働いていたとしても、誰もがいずれは帰るべき場所でした。歌詞にある「彼の山」は、作詞の高野辰之が生まれ育った長野県北部の大《おお》平山《だいらさん》などの一帯、「彼の川」は同じく斑川《はんがわ》とされ、平成10(1998)年の長野オリンピックでは閉会式で会場全体で合唱されました。高野が生まれ育った現・中野市の斑川には「ふるさと橋」がかけられています。欄干には「故郷」のメロディーの鉄琴が付いており、叩いて歩くと「故郷」を演奏できるようになっています。

故郷

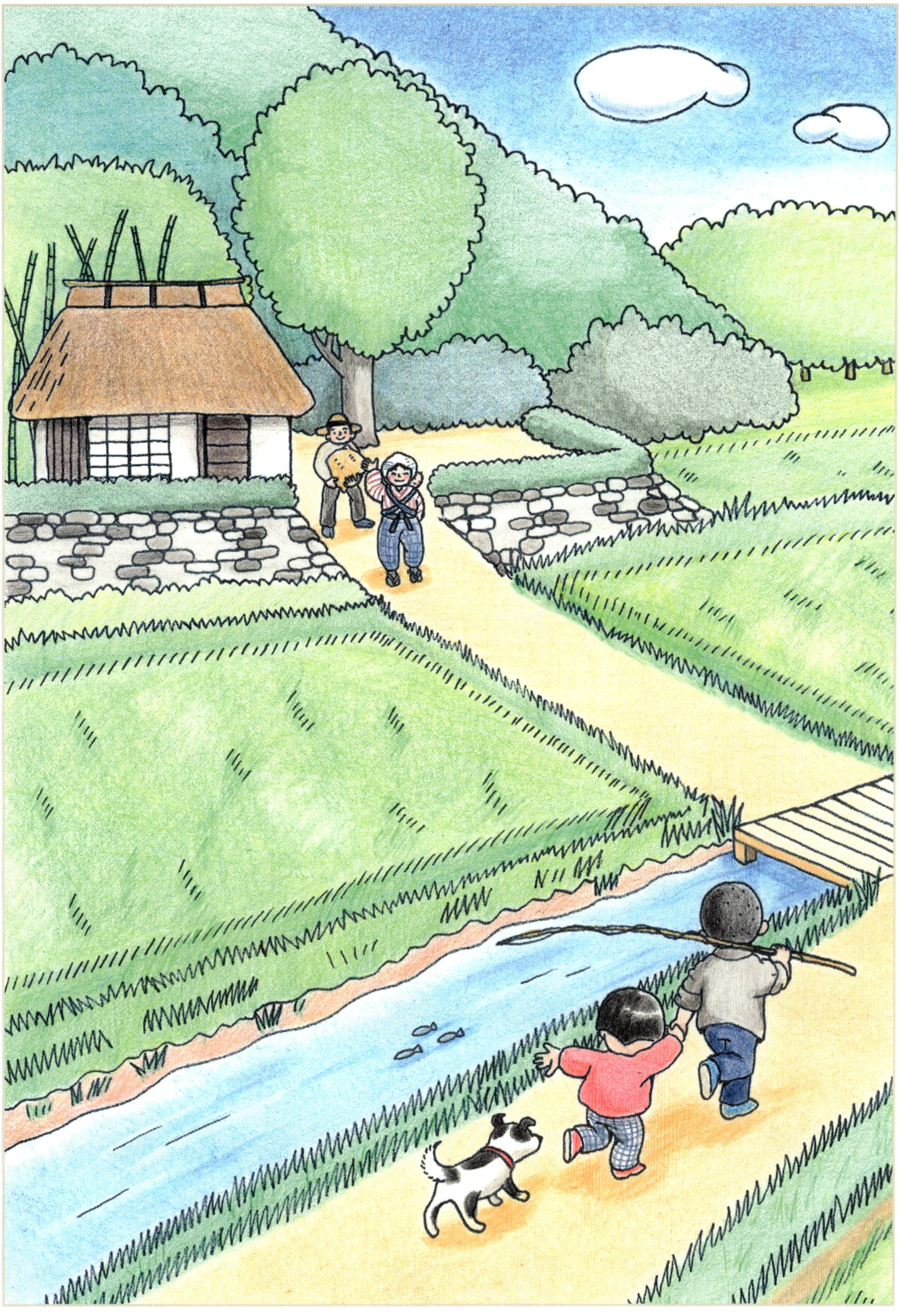

花

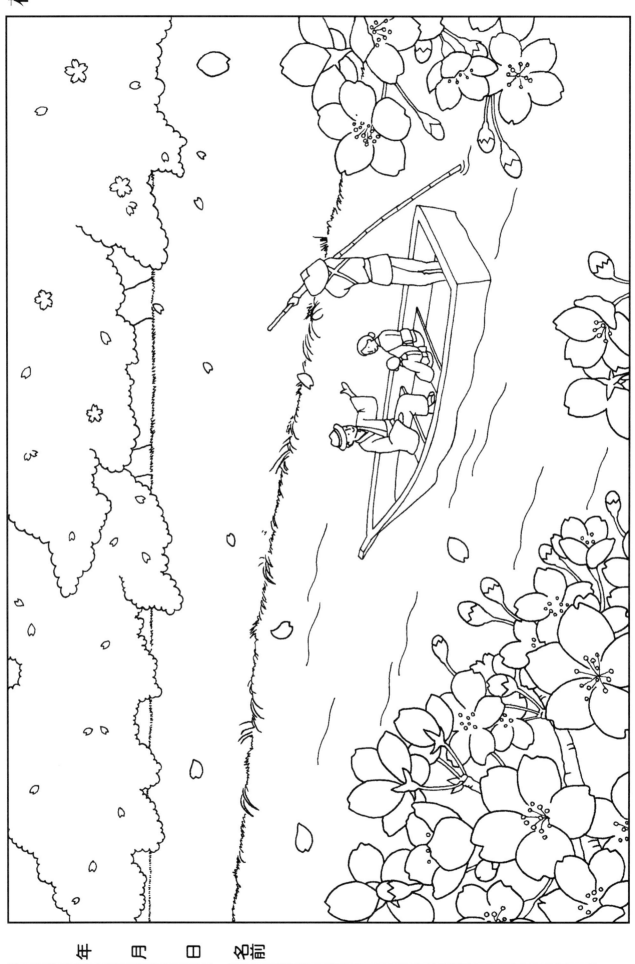

年　月　日　名前

花

作詞：武島羽衣
作曲：瀧廉太郎

春のうららの　隅田川《すみだがわ》
のぼりくだりの　船人《ふなびと》が
櫂《かい》のしずくも　花と散る
ながめを何に　たとうべき

見ずやあけぼの　露《つゆ》あびて
われにもの言う　桜木《さくらぎ》を
見ずや夕ぐれ　手をのべて
われさしまねく　青柳《あおやぎ》を

錦《にしき》おりなす　長堤《ちょうてい》に
暮《く》るればのぼる　おぼろ月《づき》
げに一刻も　千金《せんきん》の
ながめを何に　たとうべき

明治33（1900）年

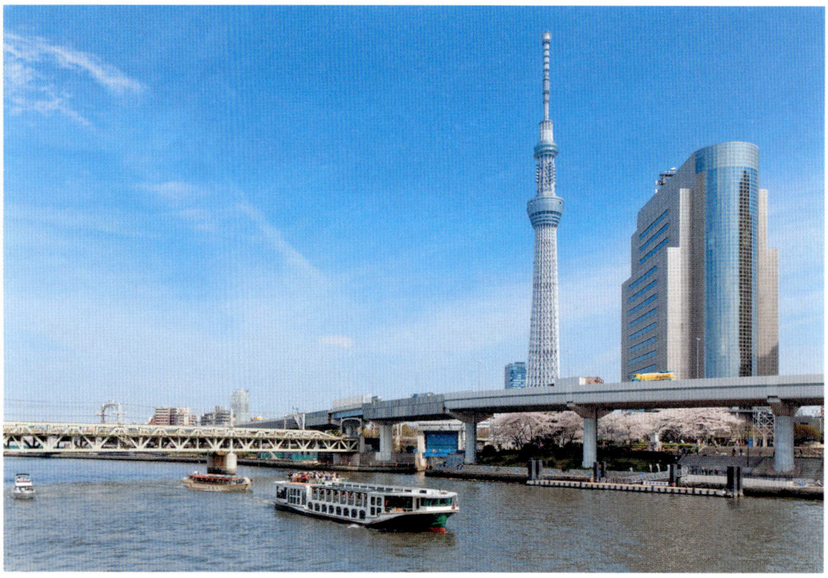

桜の咲く隅田川をゆく水上バス。右手に東京スカイツリー、墨田区役所庁舎。

時代が変わっても愛される桜と隅田川

隅田川の桜の美しさを歌ったこの曲は、作曲の瀧廉太郎が、「日本の歌曲は教育用の学校唱歌ばかりで質の高いものが少ないため、この曲を世に出すことによって日本歌曲の発展に寄与したい」との気概を込めた日本初の芸術歌曲でした。4曲からなる合唱組曲「四季」のうちの春の部門の1曲で、もっとも親しまれる歌となりました。瀧が21歳のときの作品です。今も東京の桜の名所としてたいへんなにぎわいを見せる隅田川堤の桜は、八代将軍徳川吉宗が行楽を奨励するために植樹させたものです。これにより格式高い行事だった花見は、江戸庶民の行事になりました。

花

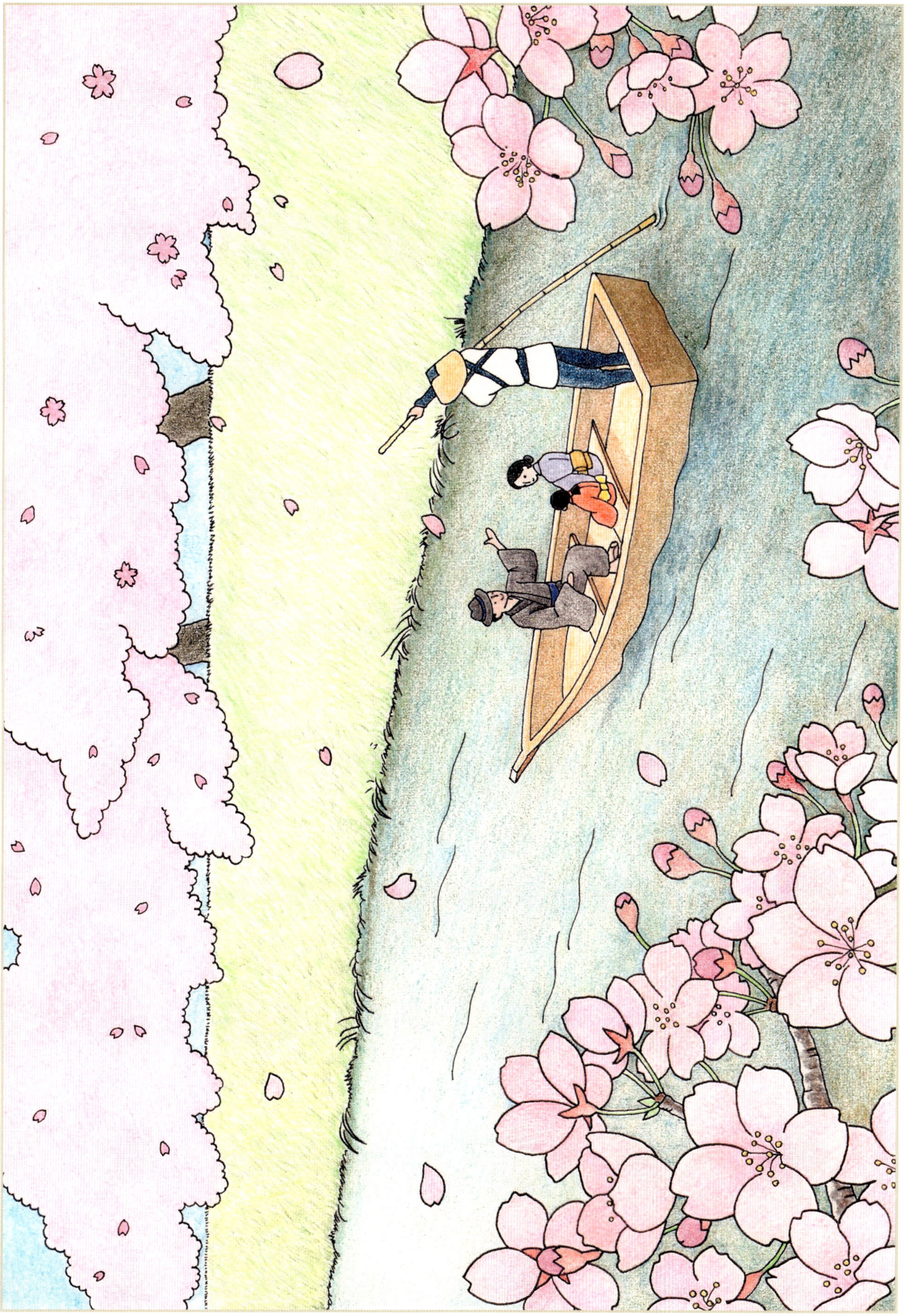

北原白秋 きたはら はくしゅう
（1885～1942年）
福岡県生まれ。詩人、童謡作家、歌人。早稲田大学在学中に新進詩人として注目される。処女詩集『邪宗門』をはじめ、多数の詩歌作品を生む。日本を代表する詩人。
→あめふり、ペチカ

江間章子 えま しょうこ
（1913～2005年）
新潟県生まれ。詩人、作詞家。作曲家・中田喜直とのコンビで多くの名作を生み出す。昭和期を代表する唱歌の作詞家として知られる。
→夏の思い出

宮原晃一郎 みやはら こういちろう
（1882～1945年）
鹿児島県生まれ。児童文学者、英・北欧文学者、翻訳家。新聞記者を経て、北欧文学の紹介などを行った。童話誌「赤い鳥」に多くの作品を発表。
→われは海の子

加藤まさを かとう まさを
（1897～1977年）
静岡県生まれ。画家、詩人。大正時代の代表的な抒情画家の一人で、少女誌に数多くの作品を発表。画業のほか、詩作、少女小説の執筆も行う。
→月の沙漠

武島羽衣 たけしま はごろも
（1872～1967年）
東京生まれ。詩人、歌人、国文学者、作詞家。1910年から50年以上にわたり日本女子大学で教鞭をとったほか、宮内省御《お》歌所《うたどころ》寄《よりゅう》人《ど》もつとめた。
→花

（楽曲掲載順）

武内俊子 たけうち としこ
（1905～1945年）
広島県生まれ。童謡詩人、童話作家。詩人の野口雨情に認められ、児童誌に作品を発表。「かもめの水兵さん」などのヒット作を生む。
→りんごのひとりごと

巌谷小波 いわや さざなみ
（1870～1933年）
東京生まれ。作家、児童文学者。近江の藩医の一族に生まれるが医師の道に進むことなく文学を志す。近代児童文学の生みの親と称される。
→ふじの山

三木露風 みき ろふう
（1889～1964年）
兵庫県生まれ。詩人、随筆家。16歳で処女詩集を上梓するなど早熟の天才だった。近代日本を代表する詩人として、北原白秋と「白露時代」をつくる。
→赤とんぼ

野口雨情 のぐち うじょう
（1882～1945年）
茨城県生まれ。詩人。新聞記者などを経て1918年頃より詩作に専念。多数の名作を残す。北原白秋、西條《さいじょう》八《や》十《そ》とともに、童謡界の三大詩人と言われた。
→青い眼の人形

高野辰之 たかの たつゆき
（1876～1947年）
長野県生まれ。国文学者、作詞家。東京帝国大学ほかの教壇に立つかたわら、作曲家・岡野貞一とのコンビで小学唱歌「朧月《おぼろづき》夜《よ》」をはじめ、多くの楽曲を生み出す。
→春の小川、もみじ、故郷

中田喜直 なかだ よしなお
（1923〜2000年）

東京生まれ。作曲家。特攻隊要員として終戦を迎え、1950年代よりフェリス女学院の教壇に立つかたわら、3000を超す楽曲を生み出す。

→夏の思い出

佐々木すぐる ささき すぐる
（1892〜1966年）

兵庫県生まれ。作曲家。苦学して東京音楽学校を卒業。青い鳥児童合唱団を結成し、全国を回った。童謡をはじめ、携わった楽曲は2000を超える。

→月の沙漠

瀧廉太郎 たき れんたろう
（1879〜1903年）

東京生まれ。作曲家。東京音楽学校を経てドイツに留学。23歳の若さで没するまで、多くの楽曲を生み出すが、死後焼却されたものも多いという。

→花

（楽曲掲載順）

河村光陽 かわむら こうよう
（1897〜1946年）

福岡県生まれ。作曲家。音楽教師などを経て、1000曲を超す楽曲を生み出し、歌唱・ピアノ・バイオリン担当の3人の娘とともに演奏旅行で全国を巡った。

→りんごのひとりごと

山田耕筰 やまだ こうさく
（1886〜1965年）

東京生まれ。作曲家、指揮者。東京音楽学校を経て、留学先のドイツで日本初の交響曲『かちどきと平和』を作曲。日本を代表する作曲家として数多くの楽曲を生み出す。

→赤とんぼ、ペチカ

本居長世 もとおり ながよ
（1885〜1945年）

東京生まれ。童謡作曲家。本居宣長《のりなが》に連なる国学者の家系に生まれるが、反発して音楽を志す。野口雨情らと組んで多数の童謡を発表。

→青い眼の人形

岡野貞一 おかの ていいち
（1878〜1941年）

鳥取県生まれ。作曲家。数多くの小学唱歌を、作者名を伏せて作曲したとされる。約40年にわたり教会のオルガン奏者をつとめるなど敬虔《けいけん》なクリスチャンでもあった。

→春の小川、もみじ、故郷

中山晋平 なかやま しんぺい
（1887〜1952年）

長野県生まれ。作曲家。小学校教員や劇団の座付き作曲家などを経て、レコード会社専属の作曲家となり、童謡、歌謡曲など膨大な数の楽曲を生み出す。

→あめふり

■参考文献

『日本歌唱集』（堀内敬三・井上武士編／岩波文庫）
『唱歌・童謡ものがたり』（読売新聞文化部編／岩波書店）
『唱歌・童謡一〇〇の真実』（竹内貴久雄／ヤマハミュージックメディア）
『覚えておきたい日本の童謡・唱歌名曲50選』（楽書ブックス編集部・長田暁二／楽書館）
『別冊太陽　子どもの昭和史 童謡・唱歌・動画100』（平凡社）

レクリエブックス
脳トレ・介護予防に役立つ　美しいぬり絵　童謡・唱歌編
発行日　2025年4月20日　初版第1刷発行

発行者　竹間 勉
発行　株式会社世界文化ワンダーグループ
発行・発売　株式会社世界文化社
〒102-8192
東京都千代田区九段北4-2-29
電話　編集部 03-3262-3913
販売部 03-3262-5115
印刷・製本　TOPPANクロレ株式会社

表紙デザイン／村沢尚美（NAOMI DESIGN AGENCY）
本文デザイン／落合ススム　絵田裕子　土屋貴章（オフィス303）
ぬり絵イラスト／北原志乃　杉原知子　牧野恵子　前田達彦　りゅう
写真／アマナイメージズ(p.10) アフロ(p.14、p.42、p.50)
フォトライブラリー(p.18、p.22、p.34、p.38下、p.54、p.62)
PIXTA(p.38上、p.58)　毎日新聞社(p.46)

編集・執筆／一陽樂舎（児玉 勲・左古文男・樋口 聡）
校正／株式会社円水社
製版／株式会社明昌堂
企画編集／武林陽子

ISBN978-4-418-25215-2